Höfler
Natural Lifting

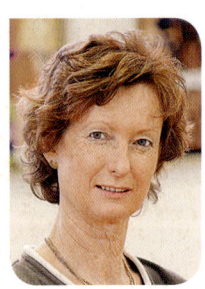

Die einfache Erkenntnis, dass uns »das Leben in den Körper und gerade auch in das Gesicht eingeschrieben ist«, bildet die Grundlage für **Heike Höflers** ganzheitliche Kurse rund um Themen wie Rücken, Atem, Gesicht und Entspannung. »Natural Lifting« bietet aus diesen Praxiserfahrungen entstandene, spezielle Übungsprogramme. Darin integriert sie Vorstellungsbilder, die unsere Emotionen und Körperhaltungen positiv beeinflussen, Gesichtsgymnastik und wohltuende Gesichts-Selbstmassagen, die den Qi-Fluss anregen. Bekannt wurde Heike Höfler durch TV- und Radiosendungen. Bei TRIAS sind außerdem ihre Bücher »Entspannungstraining für Kiefer, Nacken, Schultern«, »Atementspannung« und »Nacken & Schultern entspannen« erschienen. www. heike-hoefler.de

Heike Höfler

Natural Lifting

Entspannt und strahlend schön mit Akupressur
und Meridian-Massage

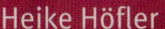

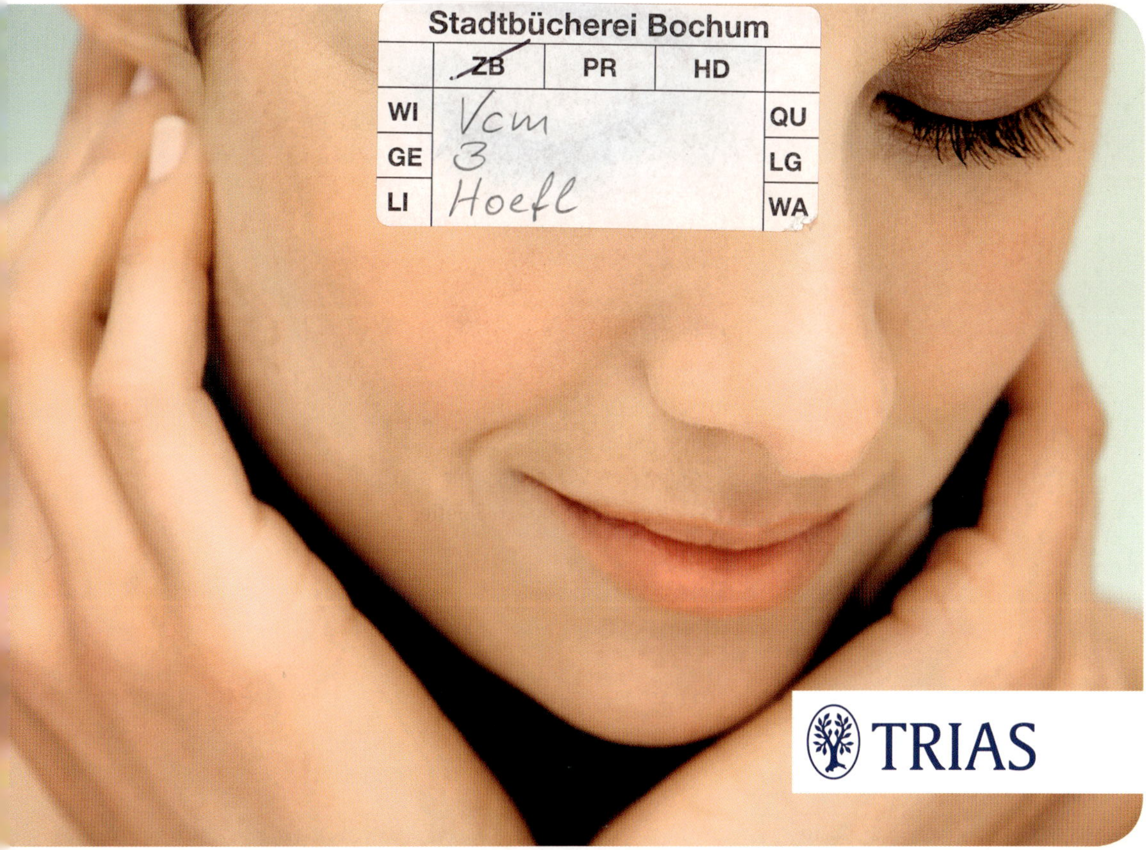

TRIAS

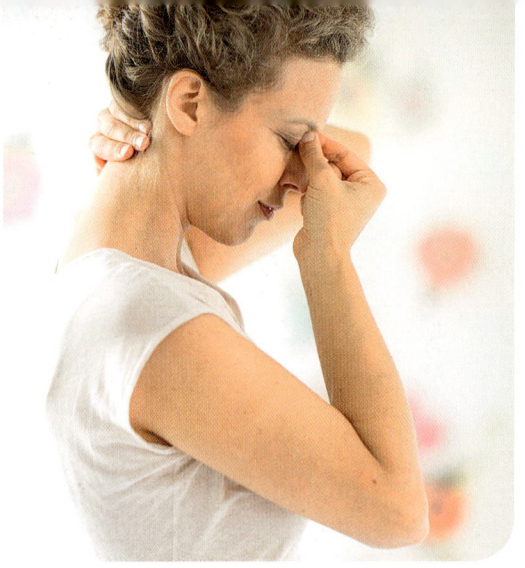

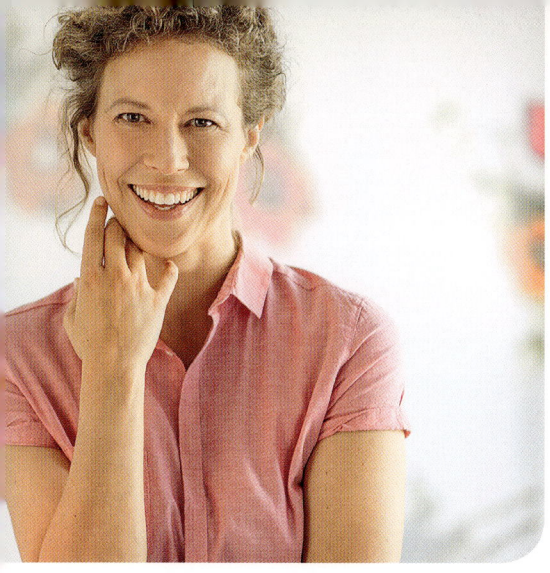
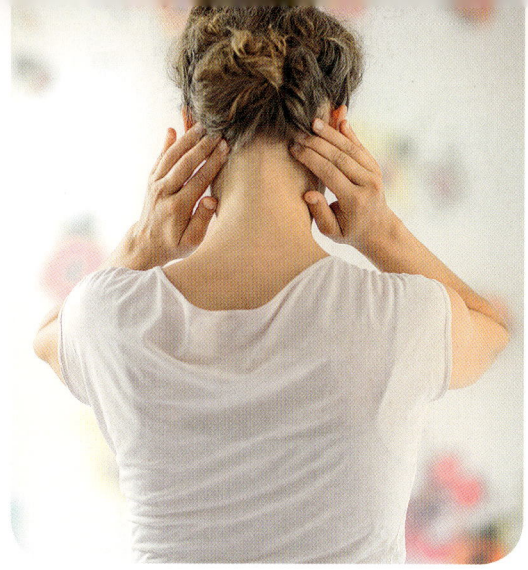

Die Übungen der Qi-Beauty-Massage finden Sie auf dem TRIAS-Youtube-Kanal: www.youtube.com/user/TriasVerlag/ playlists

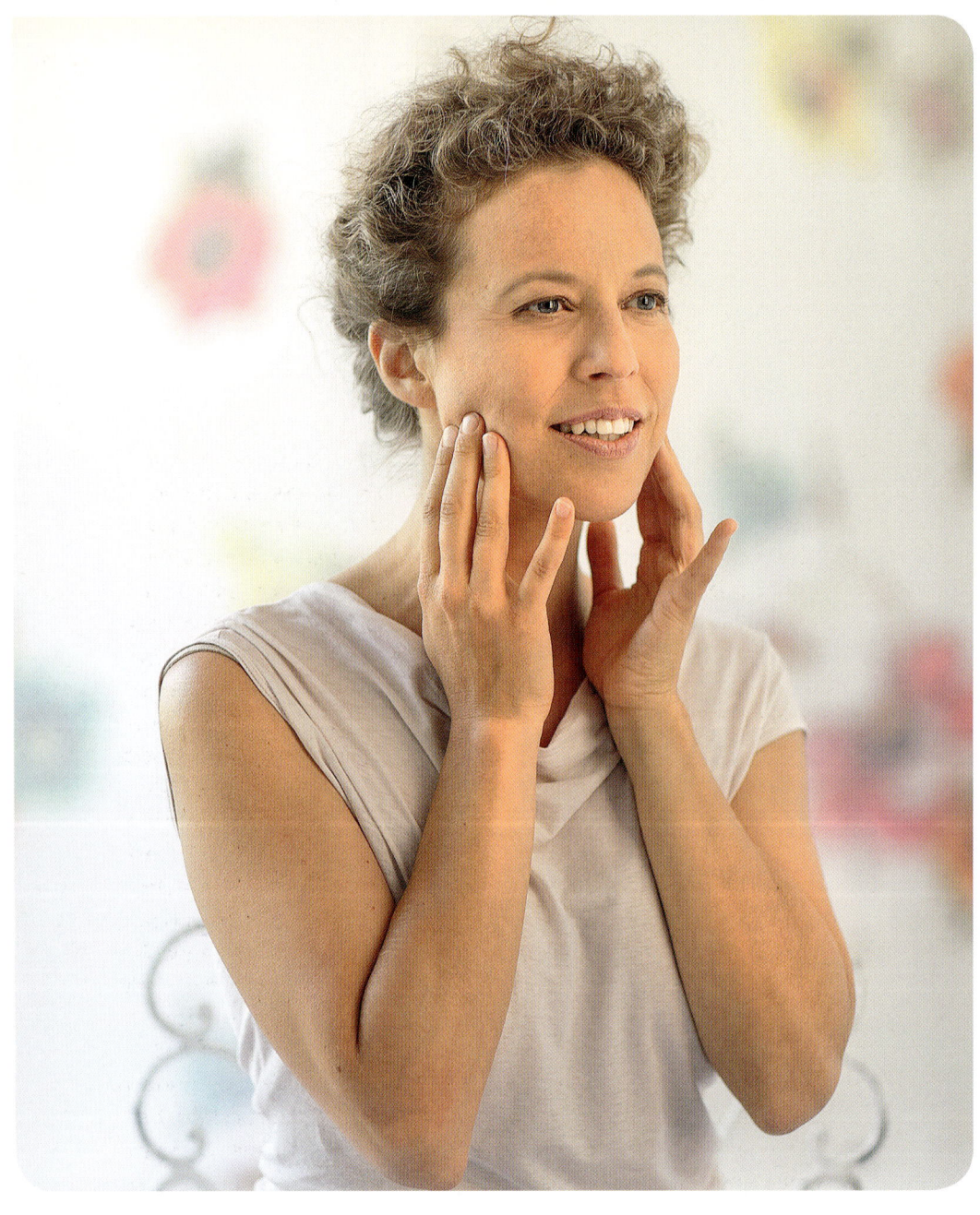

Vorwort von Tiki Küstenmacher

Heike Höflers Buch kommt genau zum richtigen Zeitpunkt. Seit Herbst 2015 ist das Thema ihrer Arbeit in der populären Alltagskultur angekommen: Walt Disney Productions brachte den Trickfilm »Alles steht Kopf« heraus. Die Grundidee des Films ist eine leicht vereinfachte Version der Psychologie von Paul Ekman, die auch bei Heike Höfler eine große Rolle spielt: Wir werden nicht in erster Linie von Erziehung, Verstand oder tieferen Einsichten gesteuert, sondern von unseren Gefühlen. Die drücken wir aus durch unsere Worte, unser Handeln und vor allem – durch unser Gesicht. Wir können Gefühle aber nicht nur durch unser Gesicht ausdrücken, sondern auch umgekehrt unsere Gefühle durch unser Gesicht beeinflussen. Von dieser faszinierenden Möglichkeit handelt dieses Buch. Mit dem Äußeren das Innere gestalten, das ist auch der Kern meiner Arbeit, die sich ausdrückt in meinen simplify-Büchern oder meiner populärwissenschaftlichen Darstellung unseres emotionalen Gehirns (»Limbi – Der Weg zum Glück führt durchs Gehirn«). Heike Höflers Anleitung zur Gesichtsharmonie ist ein wundervoller Weg zu einem insgesamt harmonischeren, einfacheren und glücklicheren Leben. In simplify-Sprache würde ich ihn so zusammenfassen: Entrümpeln Sie Ihr Gesicht, und entrümpeln Sie damit Ihre Seele! Ich wünsche Ihnen, dass Sie beim Lesen und Üben mindestens so viel Spaß haben wie die Zuschauer beim »Alles-steht-Kopf«-Film. Und mindestens so viel Erfolg wie Heike Höfler bei ihren begeisterten Patienten, die mit ihren trainierten Gesichtsmuskeln das ganze breite Spektrum ihres bunten Lebens gestalten.

Werner Tiki Küstenmacher

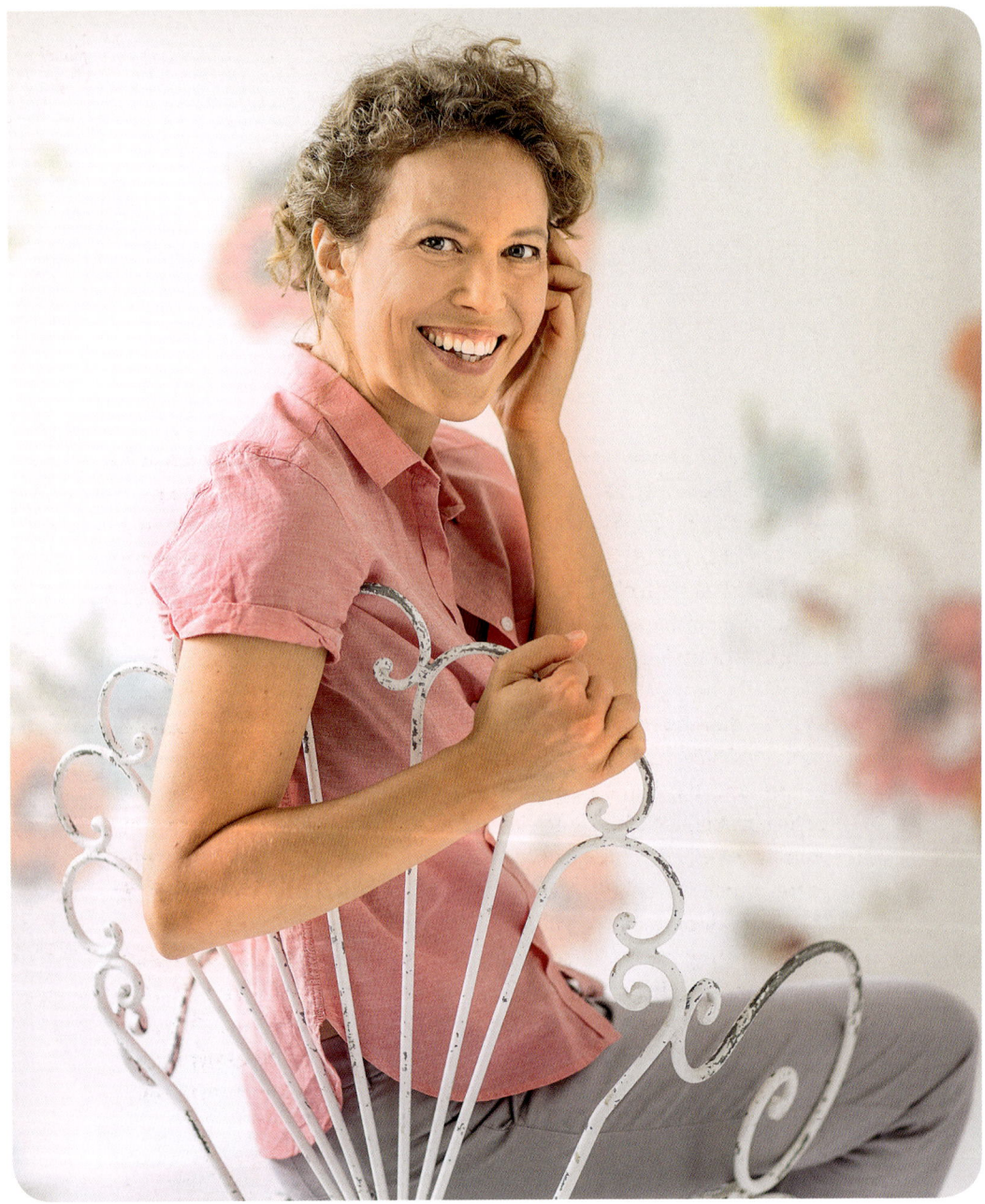

Liebe Leserin,
lieber Leser

Die Sonne scheint auf Ihr Gesicht. Sie spüren deren warme Strahlen in jeder Ihrer Zellen und Sie denken an das schönste Ereignis Ihres Lebens. Gleichzeitig spüren Sie einen leichten angenehmen Windhauch auf Ihrem Gesicht. Spüren Sie, wie Ihre Augen strahlen, die Mundwinkel sich unwillkürlich nach oben ziehen und Sie sich wohl, entspannt und lebendig und vital fühlen? Allein diese Vorstellung entspannt die Gesichtszüge und hebt sie an. Vorstellungsbilder, kombiniert mit erstklassigen feinen Übungen, wirken wie ein Sofort-Lifting. Die Gesichtszüge glätten sich, der Tonus der Haut verbessert sich, die Ausstrahlung wird lebendiger und Sie fühlen sich wohler, zufriedener und selbstbewusster. Genau diese Erfahrung werden Sie mit den wunderschönen sanften Übungen in diesem Buch machen. Nach jahrelanger Erfahrung als Kursleiterin und Autorin zum Thema »Gesichtsgymnastik« stellte ich fest, dass sich immer mehr Frauen im reiferen Alter sanfte Gesichtsübungen wünschen, die die Haut glatt, frisch, lebendig und straff halten und gleichzeitig auch Mimik und Ausstrahlung verschönern. Sie wollen sich nicht mit hängenden Mundwinkeln, eingegrabenen Zornesfalten, einem verkniffenen Mund, tiefen Augenfältchen und Schwellungen abfinden, sondern das Gesicht wieder erstrahlen lassen. Daraufhin stellte ich diese Übungsprogramme zusammen, die von außen und auch von innen wirken. Denn sie beeinflussen Körper, Geist und Seele gleichzeitig.

Ihre Heike Höfler

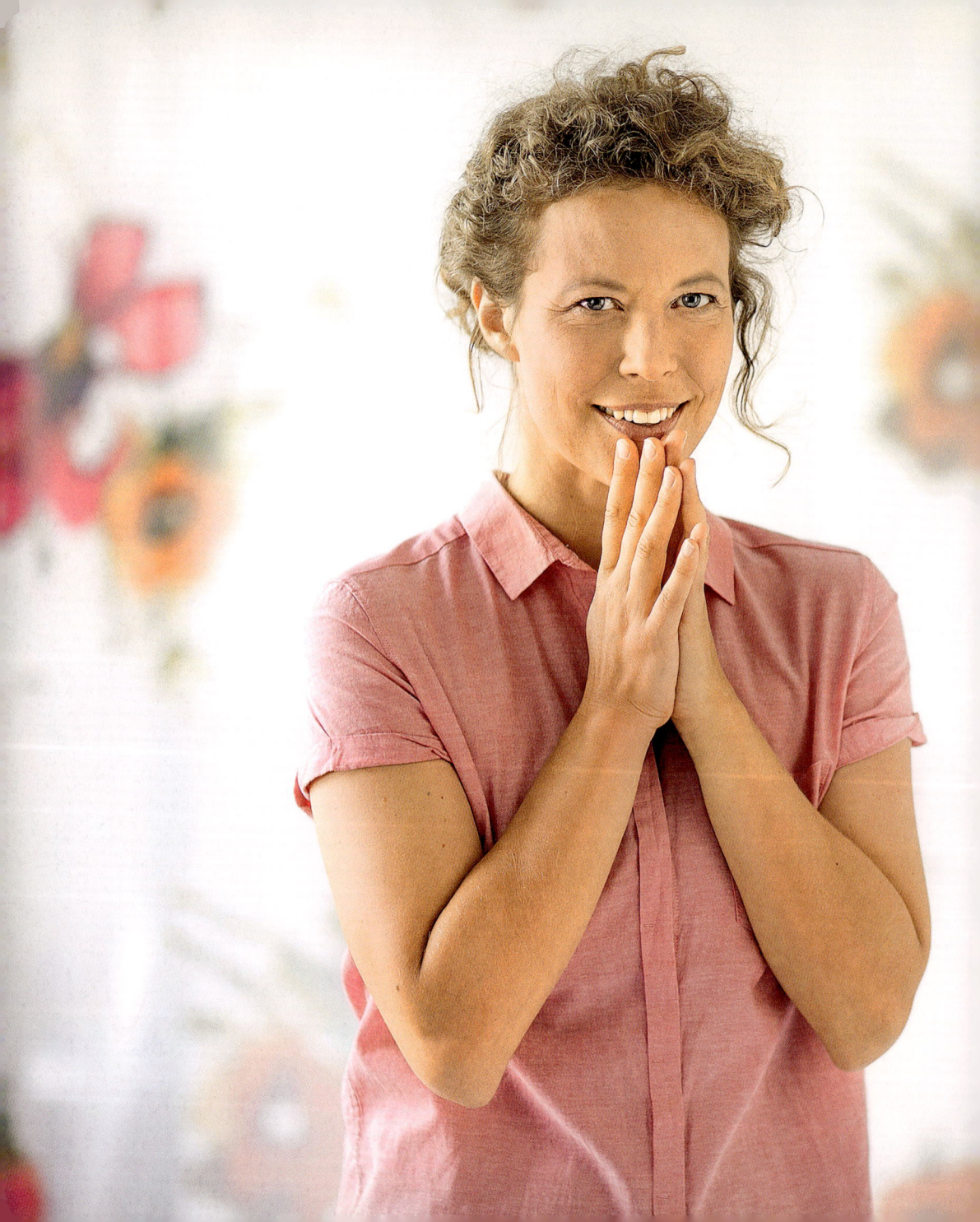

Gesichtsharmonie – das natürliche Lifting

Die Grundlage für schöne Haut und einen harmonischen Gesichtsausdruck sind eine vitale und entspannte Gesichts-, Hals- und Kopfmuskulatur.

Wie Gesichtsharmonie wirkt

Ist unser Gesicht entspannt, signalisiert es dem Gehirn: »Alles ist gut«. Wir fühlen uns vital und leicht, unsere Haut ist straff und ebenmäßig.

Was unterscheidet »Natural Lifting« für die reife Frau (natürlich können auch Männer die Übungen machen, aber der Einfachheit halber spreche ich von der Frau) von »Gesichtsgymnastik für jeden«?

Die reife Frau hat im Leben schon manche »Hoch und Tiefs« erlebt. Die Gesichtsmuskeln reagieren auf jede Stimmung und jedes Gefühl und ganz besonders auf Stress, Anspannung, Ärger, Sorgen, aber natürlich auch Freude. »Das Leben ist uns ins Gesicht geschrieben.« Viele der mimischen Muskeln erzählen von diesem Leben (z. B. die Sorgen- oder Konzentrationsfalten, oder auch die schönen Lachfältchen). In den Gesichtsmuskeln stecken viele emotionale Reaktionen auf die vergangenen Lebensereignisse, oft seit der Kindheit. Im Laufe der Zeit tendiert jeder Mensch zu einer bestimmten gewohnheitsmäßigen Mimik, der man mit gezielten Übungen entgegenwirken kann. Das können herabhängende Mundwinkel, ein verhärteter Gesichtsausdruck, ein verkniffener Mund, ausgeprägte Sorgenfalten oder angespannte Kaumuskeln sein. Bei dauerhafter Anspannung kommt es zu ausgeprägten Falten und sehr oft zu Kopf- oder Augenschmerzen, Zähneknirschen und Kiefergelenksproblemen. Jahre des Stress oder der Sorgen können durch die Übungen in diesem Buch aus Ihrem Gesicht gelöst werden und das Schöne:

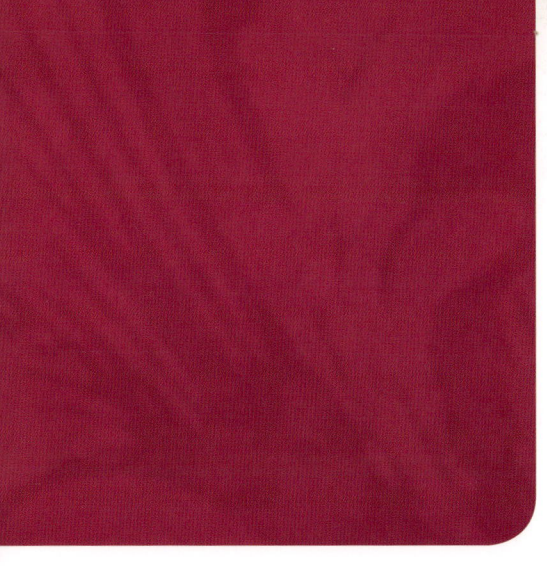

die ursprüngliche Lage zurück. Übungen, bei denen die Haut etwas in Falten gezogen wird, z.B. den Mund wie zum Pfeifen zusammenzuziehen, scheiden nun aus. Es geht jetzt vielmehr um sanfte Gesichtsübungen, deren Wirkungen vielversprechend und erprobt sind. Falten können dadurch verhindert und Fältchen vermindert werden. Die Durchblutung der Gesichtshaut und des tieferen Unterhautbindegewebes wird optimal angeregt und Schlackstoffe werden abgebaut. Kollagen und Elastin, das der Haut Spannkraft verleiht, werden vermehrt gebildet. Die Übungen verleihen der Gesichtshaut mehr Straffheit, Geschmeidigkeit und Frische; darüber hinaus heben sie das Selbstwertgefühl, regen Wohlfühlhormone an und bauen Stress sowie innere Unruhe ab. Die entspannenden Übungen bewirken zudem, dass sich Fältchen bedeutend weniger in das Gewebe eingraben können, weil das härter werdende Kollagen weicher gehalten wird.

Die Übungsprogramme

Die Übungsprogramme sind wohl durchdacht und in vielen Kursen erprobt. Sie bestehen aus einer Kombination von Haltungs-, Nacken- und harmonisierenden

Ein entspanntes Gesicht sieht nicht nur harmonischer und freundlicher aus, es gibt auch die Information an das Gehirn: »Es ist alles gut.« Dadurch lässt das Gehirn »gute« Gefühle entstehen. Gesichtsharmonie bewirkt immer Wohlbehagen und klareres Denken. Innere Ruhe breitet sich in Körper, Geist und Seele aus, so als ob wir unser Gesicht der Sonne entgegenstreckten und die warmen Sonnenstrahlen sich vom Gesicht aus überall im Körper ausbreiteten.

Mit zunehmendem Alter drosselt der Körper zudem seine Kollagenproduktion. Dadurch gleitet die Haut nach Druck, Verschiebung oder Zerrung nur langsam in

Gesichtsübungen, entspannenden sowie durchblutungsfördernden Massage- und Akupressurgriffen und positiven Vorstellungsbildern, die für den Erfolg der Übungen auch von großer Bedeutung sind. Ziehen Sie sowohl mit Ihrer Muskelkraft die Gesichtszüge nach oben, als auch mit der Kraft Ihrer Gedanken. Besonders die Entspannung der Gesichtsmuskeln, die immer für eine bessere Durchblutung sorgt, gelingt mit angenehmen, ansprechenden Vorstellungsbildern bedeutend besser und intensiver. Die gelöste, tiefe Atmung sorgt für genügend Sauerstoff für jede Hautzelle und ist ebenfalls ein Grundpfeiler für schöne Haut, straffes Bindegewebe und gut arbeitende Muskeln. Je weicher und elastischer das Bindegewebe gehalten wird, und je leichter der Atem jede Zelle erreichen kann, umso effektiver können alle Übungen wirken. Körperhaltung, Mimik, Atem und Gedanken stehen im direkten Zusammenhang. Dies machen wir uns bei den Übungen zunutze.

Gesichtsmuskeln – der direkte Draht zum Gehirn

Das Gesicht ist unser emotionalster Ausdrucksteil, weil die mimische Muskulatur, durch die wir verschiedene Gesichtsausdrücke und Emotionen zeigen können, direkt mit dem Gehirn, und zwar dem limbischen System (Tiki Küstenmacher nennt es freundschaftlich »Limbi«), dem Emotionszentrum verbunden sind. Dies ist ein sehr alter Gehirnteil (viel älter als der Neokortex, der für logisches Denken steht), der von der Natur so eingerichtet wurde, das Überleben in Gefahrensituationen zu sichern. Sinnesreize werden in Sekundenbruchteilen beurteilt (angenehm, bedrohlich, bekannt etc.) und bewertet und mit entsprechenden Taten (Kampf, Flucht oder Hinwendung …) und physiologischen Vorgängen (Hormonausschüttung, Blutdruckänderung etc.) beantwortet. Man handelt, ohne lange zu überlegen – ganz instinktiv. Deshalb nehmen wir meistens einen Gesichtsausdruck spontan und nicht willentlich ein.

Mimik – Ausdruck unserer Gefühle
Übrigens beschäftigte sich Charles Darwin als erster Wissenschaftler damit, wie Menschen (und auch Tiere) Emotionen ausdrücken. Er schrieb schon 1872, dass die Mimik die Gedanken und Absichten eines Menschen stärker zum Ausdruck bringt als Worte und dass bestimmte elementare Emotionen nicht kulturell erworben, sondern genetisch programmiert

sind. Ende der 1960er Jahre wiesen Paul Ekman und Carrol Izard unabhängig voneinander die sogenannte Universalitätshypothese Darwins nach. Paul Ekman, Anthropologe und Psychologe, der weltweit besonders für seine Forschungen zur nonverbalen Kommunikation bekannt ist, entschlüsselt seit 40 Jahren Gefühle und das ihnen entsprechende Mienenspiel. Ekman begann eine lange Forschungsreise in verschiedene Länder, auch bei Stämmen, die bisher keinen Kontakt zur zivilisierten Welt hatten. Seine Forschungsergebnisse wiesen nach, dass ein bestimmtes Mimikrepertoire allen Menschen auf dieser Welt universal und kulturübergreifend gemeinsam ist. So sehen die so genannten Basisemotionen Trauer, Ärger, Ekel, Angst, Furcht, Überraschung und Freude bei jedem Menschen auf dieser Welt ähnlich aus. Empfinden wir z. B. Angst, sind die Augenbrauen hochgezogen; sind wir traurig, sind die Mundwinkel herabgezogen. »Unser Gesicht verrät fast alles«, so Paul Ekmann.

Ekman studierte alle Gesichtsmuskeln und lernte durch deren bewusstes Aktivieren bestimmte Gesichtsausdrücke einzunehmen. Ihm und seinem Kollegen Wallace Friesen fiel dabei auf, dass sich jedes Mal, wenn sie einen Gesichtsaus-

druck originalgetreu entsprechend einer bestimmten Emotion nachstellten, automatisch das Gefühl dazu einstellte! Ein bestimmter Gesichtsausdruck reichte aus, um im limbischen System des Gehirns eine entsprechende Emotion zu erzeugen.

Andreas Hennenlotter (Diplompsychologe) und Dr. Bernhard Haslinger (Neurologe) konnten 2008 in einer Studie nachweisen, dass Signale, die von der Gesichtsmuskulatur und -haut ausgehen, das limbische System, also die Hirnregionen, die für die Verarbeitung von Emotionen verantwortlich sind, beeinflussen. Sie fragten sich, wie z. B. die Zornesfalten zwischen den Augenbrauen auf das Zorneszentrum im Gehirn, den sogenannten Mandelkern, der zum limbischen System gehört, wirken und überprüften dies im bildhaften Verfahren der Magnet-Resonanz-Tomographie (MRT). Sie spritzten 19 Frauen das Nervengift Botox, um den Muskel zu lähmen, der die Zornesfalte verursacht. Im Vergleich mit anderen Frauen wurde bei den Frauen, bei denen das muskellähmende Nervengift gespritzt wurde, beobachtet, dass der Mandelkern bei Zorn und Ärger weniger aktiv war. Das Forschungsergebnis war, dass bei Probanden, die kein wirklich zorniges Gesicht mehr machen konnten, die Aktivität im Mandelkern deutlich geringer ausfiel. Je weniger intensiv Zornesfalten zwischen den Augenbrauen gemacht werden, desto schwächer tritt das Zorneszentrum im Hirn in Aktion. Je stärker die Mimik, desto aktiver das limbische System; je schwächer die Mimik, desto weniger aktiv das limbische System. Das Ergebnis der Studie unterstützt auch die Theorie, wonach Mimik nicht nur Stimmung ausdrücken, sondern auch regulieren kann. Durch positive mimische Übungen können wir das Gehirn demnach überlisten!

Gesichtsmuskeln harmonisieren, Anspannungen lösen

In der »Gesichtsharmonie« geht es vor allem darum, verspannte Muskeln und hartes Bindegewebe zu lösen, damit es wieder »atmen«, Frische erhalten und strahlen kann, damit sich keine Falten in das verhärtete Gewebe eingraben können. Zudem werden Muskeln aktiviert und die darüber liegende Haut gestrafft, denn die Gesichtsmuskeln sind nicht wie andere Muskeln an Knochen fixiert, sondern sie sind direkt mit der Gesichtshaut verbunden. Sie schwimmen sozusagen im Gewebe, sind miteinander verbunden und sind bei jeder mimischen Bewegung dabei.

Die nachhaltige Straffung der Gesichtshaut beginnt mit der Haltung und einem gut ausbalancierten Kopf sowie einem gelösten Nackenbereich. Hängende oder nach oben gezogene Schultern haben häufig auch hängende Mundwinkel und Hängebäckchen zur Folge. Muskeln, denen Sie im Alltag Aufmerksamkeit schenken (»ich zieh die Stirn jetzt nicht in Falten, obwohl ich mich konzentriere«) und die Sie regelmäßig bewusst nach den sanften Anweisungen dieses Buchs bewegen, lassen Gesichtspartien frischer, straffer und vitaler aussehen. Die Muskeln weisen einen optimalen Muskeltonus auf und lassen das Gesicht »in guter Form« bleiben.

Auch die Atmung besitzt eine große Wirkung auf das Gesicht und die kleinen Gesichtsmuskeln. Der Atem kann Verspannungen lösen und für Frische und Reinigung sorgen. Die Gedanken sind ebenfalls ausschlaggebend. Sie können sich mit Hilfe von Gedanken schlecht, aber auch unheimlich gut fühlen. Und Sie können mit Hilfe von Gedanken Ihre Gesichtszüge nach unten, aber eben auch nach oben ziehen. Übungen, bei denen Sie mitdenken und fühlen haben große Kraft und Wirkung.

Wie sich das Gesicht durch die Übungen verändern kann:

- Die Gesichtshaut wirkt frischer, strahlender und so erholt wie nach einem Urlaub.
- Die Haut glättet und strafft sich; Verspannungen werden gelöst; Falten werden reduziert und minimiert.
- Das Bindegewebe wird gefestigt.
- Kopfhaltung, Nacken und Gesicht wirken harmonisch.
- Die Wangenpartie wird gestrafft.
- Hängende Mundwinkel und Wangen werden gefestigt und angehoben.
- Die Nasolabialfalte wird geglättet.
- Die Sorgen-, Stirn-, Oberlippen- und Augenfältchen werden geglättet.
- Die Haut unter dem Kinn erhält mehr Tonus.
- Hals und Dekolleté werden straffer.
- Augenbrauen und Oberlider heben sich; die Augen wirken wieder größer.

Ein auf diese Weise entspanntes Gesicht …

- bewirkt eine angenehme Gesichtsharmonie und eine positive Ausstrahlung,
- hilft gegen Kopf-, Gesichts-, Augen-, Kiefer- und Nackenschmerzen,
- sorgt für Wohlbehagen (Serotonin wird ausgeschüttet), eine gute Stimmung
- hilft gegen Depression und
- fördert klares und lebendiges Denken.

Beim »Natural Lifting« kann es natürlich nicht darum gehen, jedes einzelne Fältchen zu beseitigen, denn die menschlichen Zellen sind einem natürlichen Alterungsprozess unterworfen. Aber Sie können Einiges dafür tun, um Ihre Fältchen zu minimieren und tiefen Falten vorzubeugen. Eine durch Übungen, gut durchblutete Haut und gelöste Gesichtszüge wirken immer ansprechender, jünger, frischer.

Wirkung auf Körper, Geist und Seele

Das Gesicht ist die »Seele des Körpers« oder der »Spiegel der Seele«, so sagt es der Volksmund. Es ist der emotionalste Ausdrucksteil des Menschen, der über Hirnnerven direkt mit dem Gehirn verbunden ist. Hirnnerven treten direkt aus dem Gehirn und dem Hirnstamm aus und müssen keinen »Umweg« über die Wirbelsäule und das Rückenmark nehmen (wie beispielsweise die Spinalnerven). Unsere Gedanken und Gefühle prägen das Gesicht und den Gesichtsausdruck über die mimischen Muskeln. Emotionen, z. B. von Enttäuschung, Ängsten, Frustrationen, aber auch Freude und Optimismus, prägen sich in die Muskulatur

ein und sind oft noch lange nach dem Erleben dort gespeichert, am deutlichsten
in den Gesichtsmuskeln, die für die Mimik und den Gefühlsausdruck in beson-
derem Maße verantwortlich sind. Gefühle
entstehen ohne Mitwirkung des Bewusst-
seins auf Grund eines äußeren oder inneren Geschehens bzw. Reizes und werden
entweder als angenehm oder als unange-
nehm erlebt. Sie lösen immer nervale und
körperliche Reaktionen aus. Über Nerven
werden Muskeln aktiviert, allen voran die
Gesichtsmuskeln. Für Freude gibt es einen
typischen Gesichtsausdruck und auch für
Angst, Wut, Ekel oder Trauer.

Interessanterweise sind aber Gesichtsausdrücke, die auf Grund von Gefühlen
entstehen, keine Einbahnstraße. Denn
umgekehrt beeinflusst unsere Mimik unsere Gefühle und unser emotionales Erleben (wie Hennelotter, siehe S. 15,
zeigen konnte). Wenn wir angenehme
Gesichtsausdrücke annehmen und lernen, das Gesicht von unnötigen Anspannungen zu befreien, fühlt sich das nicht
nur im Gesicht gut an, sondern im ganzen
Körper und in unserem Gemüt. In Studien
konnte nachgewiesen werden, dass die
(auch bewusst eingenommene) Mimik
Gefühle aktiviert und verstärkt. Dies ist

ein wunderbarer Ausgangspunkt für unsere Gesichtsharmonie-Übungen.

Mit Achtsamkeit das Gehirn überlisten

Achtsamkeit für die eigene Mimik glättet die Haut und wirkt stimmungshe-
bend. Lernen Sie, über Ihre Mimik und
Gesichtsmuskeln auf das unwillkürliche
Nervensystem (genauer gesagt auf Limbi)
einzuwirken. Wenn Sie nur eine Stunde
mit einem griesgrämigen Gesicht herum-
laufen, fühlen Sie sich garantiert auch so.
Wenn Sie jedoch lernen, Ihre Gesichtszüge zu lösen und unnötige Anspannungen loszulassen, werden Sie sehr schnell
merken, wie Ihre Laune besser wird. Sich
zu ärgern oder zu sorgen mit gelösten
Augenbrauenpartien, strahlenden Augen und einem entspannten Kieferbereich fällt ungemein schwer. Deshalb lässt
Achtsamkeit auf die eigenen Mimik nicht
nur Hautpartien glatter werden und verhindert Falten, sondern hilft auch dabei,
sich gut und wohl zu fühlen.

Die Meridianlinien

In der alten chinesischen Lehre gilt das Gesicht als Mikrokosmos des Makrokosmos. Dort heißt es: Das Gesicht als Mikrokosmos reflektiert den Makrokosmos (Körper, Geist und Seele). Im Gesicht finden sich Reflexzonen sowie Akupunkturpunkte aller inneren Organe. Sie stehen direkt mit anderen Teilen des Körpers und dem Nervensystem in Verbindung. Im Gesicht enden drei der zwölf Meridiane; das sind unsichtbare Leitungskanäle direkt unter der Haut, in denen die Lebensenergie, das Chi, fließt. Zudem nehmen im Augenbereich drei Meridiane ihren Ausgang, nämlich die Magen-, Blasen- und Gallenblasenmeridiane. Auf ihnen liegen die Akupressurpunkte, die durch Meridianlinien mit unseren Organen verknüpft sind. Werden Akupressurpunkte im Gesicht gedrückt, wirkt sich das auf den ganzen Körper ausgleichend, entspannend und vitalisierend aus, aber auch auf die Zellerneuerung der Gesichtszellen und auf die Reinigung und Entgiftung des Gewebes. Wer das Gesicht liebevoll beübt und ihm Entspannung schenkt, belohnt den ganzen Körper mitsamt dem Nervensystem. Der Geist lässt los, allgemeines Wohlbefinden stellt sich ein, die Gesichtshaut atmet auf.

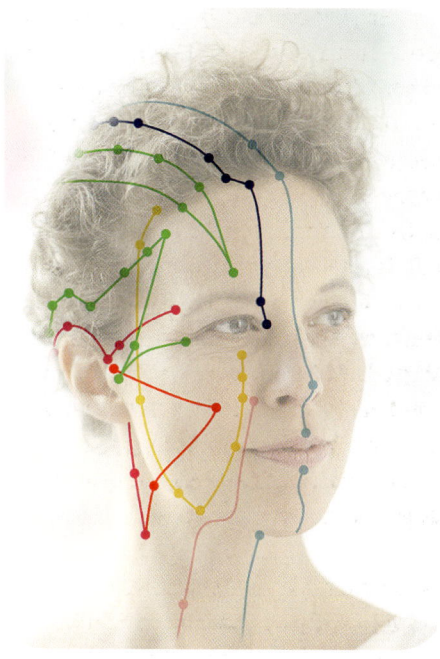

- Zentralgefäß (unter Kinn), Gouverneursgefäß (ab Oberlippe)
- Blasenmeridian
- Gallenblasenmeridian
- Dreifacherwärmer
- Magenmeridian
- Dünndarmmeridian
- Dickdarmmeridian

Vorstellungsbilder

In diesem Übungsteil geht es um wunderschöne und besondere Vorstellungsbilder für das Gesicht und die majestätische Kopfhaltung. Zu einem schönen, aussagekräftigen Gesicht gehört immer auch eine aufrechte Kopfhaltung.

In der Hirnforschung gibt es in den letzten Jahren ständig neue hochinteressante Erkenntnisse. Schon lange heißt es: »Die Kraft der Vorstellung ist enorm groß.« In der Zwischenzeit gibt es dazu viele Forschungsergebnisse, die diese Aussage eindeutig bestätigen. Was wir uns im Geiste vorstellen, kann unseren Körper, das Gesicht, die Muskeln und Nerven genauso stark aktivieren wie Handlungen. Oftmals noch besser, weil man sich z. B. eine Übung erst vorstellen und dann richtig begreifen kann. Luise Reddemann, eine Psychoanalytikerin, die sich intensiv mit dem Thema »Imaginationen« beschäftigt hat, beschreibt die Vorstellungskraft als Zaubermittel, das uns in jedem Augenblick zur Verfügung steht. Dies gilt in trüben Situationen, aber auch wenn es darum geht, etwas erreichen zu wollen, z. B. die Stirn glätten oder die Mundwinkel nach oben ziehen. Wenn wir uns etwas vorstellen, werden im Gehirn genau dieselben Zellen aktiviert, wie wenn wir es tatsächlich tun. Stellt man sich z. B. eine Übung vor, bei der man eine Hantel anhebt, wird genau der Muskel aktiviert, der bei der realen Ausführung der Übung beansprucht wird. Andrew Agassi sagte einmal: »Ich habe Wimbledon 10.000 Mal im Kopf gewonnen.«

Gerald Hüther, ein bekannter Neurobiologe, drückt dies so aus: »Innere Bilder sind Verschaltungsmuster von Nervenzellen, die sich einmal herausgebildet haben und auf die man zurückgreifen kann«. Die meisten bekannten Sportler bereiten sich mental auf Wettkämpfe vor. Auch Sie können die Kraft der Vorstellung nutzen, wenn Sie etwas erreichen wollen, z.B. eine aufrechte Haltung oder einen ansprechenden Gesichtsausdruck, der nichts mit versteinerten, verhärteten Gesichtszügen zu tun hat. Hüther warnt: »Beschäftigen wir uns ständig mit Unangenehmem, werden die Synapsen im Gehirn, die für unangenehme Gefühle zuständig sind, immer leistungsfähiger und die Synapsen, die für Zufriedenheit, Entspannung und Glück zuständig sind, immer schwächer.« Deshalb lenken Sie Ihre Gedanken zu positiven und schönen Dingen. Und ziehen Sie immer wieder die Gesichtszüge mit Ihren Gedanken nach oben. Auch Jan Becker, ein Hypnosekünstler, betont: »Wir tun, was wir sehen, nicht das, was wir hören. Sobald wir uns etwas visuell vorstellen, hat es Kraft über uns«.

Die Kraft der Vorstellung

Eine bildhafte Sprache und Vorstellungsbilder wirken wie ein Turbo (Hirnstimulator) in unserem Gehirn. Wunderbare Vorstellungsbilder können die Gesichtshaut glätten, die Gesichtskonturen anheben, das Gesicht erfrischen, den Teint erstrahlen lassen und die Seele in Kurzurlaub schicken.

Wir denken in Bildern, wir träumen in Bildern. Unser Unterbewusstsein und unser Gehirn sind über Bilder ansprechbar. Unser Nervensystem versteht Bilder viel besser als Worte. Über Vorstellungsbilder können wir die Gefühle, den Körper und sogar die Haut und jede menschliche Zelle beeinflussen. Das Gehirn setzt Wörter in Bilder um. Wenn wir einen Apfel sehen, denken wir nicht an das Wort A-p-f-e-l, sondern an das gespeicherte Muster, das entstand, als wir einmal einen Apfel gesehen und als solchen abgespeichert haben. Wenn Sie das Wort »lächeln« lesen, lächeln Sie wahrscheinlich schon etwas. Weil dazu der lächelnde Gesichtsausdruck passt. Sich vorzustellen, die Gesichtszüge, die Kinn- und Mundwinkel mitsamt den äußeren Schläfenpartien würden von kleinen Luftballons nach oben gezogen werden, können wir leichter nachempfinden, als nur die verstandesmäßige Aufforderung, dass Sie Ihre Mundwinkel und Gesichtszüge nach oben ziehen sollen.

Forscher gehen davon aus, dass durch Imaginationen und Bilder routinierte Nervenbahnen umprogrammiert und erweitert werden. Wenn Sie hören, dass Sie Ihre Schultern locker lassen oder Ihr Gesicht entspannen sollen, wissen Sie zunächst nicht viel mit dieser Aussage anzufangen. Vielleicht hat das Gehirn nach jahrelanger Anspannung vergessen, wie sich gelockerte Schultern oder ein entspanntes Gesicht anfühlen. Wenn Sie aber den Tipp bekommen, dass Sie Ihre Schultern wie Wassereis, das in der Sonne schmilzt, weich auseinanderschmelzen lassen sollen, fällt Ihnen das sicher schon leichter. Wenn Sie hören »Schau nicht so verbissen«, wissen Sie überhaupt nicht, wie Sie schauen und was Sie tun sollen. Wenn man Ihnen aber sagt, Sie sollen sich vorstellen, die Sonne schiene auf Ihr Gesicht und lasse alle Anspannungen wegfließen, können Sie Ihre Gesichtszüge leicht entspannen. Sie können mit Gedanken Ihre Muskeln und Stimmungen, Ihre Haltung und sogar Ihr Gesicht beeinflussen.

Positive Gedanken bewirken eine positive Ausstrahlung

Ich rate Ihnen davon ab, sich z. B. immer wieder vorzustellen, die Mundwinkel hängen zu lassen, denn dann nehmen Ihre Mundwinkel irgendwann automatisch diese Position ein. Ich rate Ihnen aber, sich oft vor Ihrem inneren Auge vorzustellen, dass Sie etwas Schönes gewonnen haben oder einen Herzenswunsch erfüllt bekommen. Bei solchen Gedanken werden sich Ihre Gesichtszüge automatisch anheben. Sie können sich auch jede einzelne Gesichtspartie bewusst vorstellen und

diese mit der Kraft Ihrer Gedanken nach oben ziehen und strahlen lassen.

Je bildhafter die Sprache bzw. die Vorstellungsübung ist und mit je mehr eindrucksvollen Emotionen sie verbunden ist, umso besser und leichter können Sie die Übung ausführen und umso mehr Wirkung wird sie zeigen. Mit Hilfe der Vorstellungsbilder wird der ältere Gehirnteil, nämlich das limbische System angesprochen, der spontane Reaktionen auslöst, bevor der Neokortex, also der jüngere und intellektuelle Teil des Gehirns, reagiert. Letzterer braucht immer etwas länger. Nur über das limbische System kann wirkliche langanhaltende Veränderung geschehen. Es geht schließlich nicht nur darum, einmal oder auch öfters eine Übung auszuführen (intellektuell), sondern die Veränderung, die wir herbeiführen wollen, zu erspüren und im Gehirn zu verankern. Eine der schönsten Übungen hierzu ist die »Lächel-Übung«, mit der die Gesichtszüge automatisch nach oben gezogen werden und sich ein gutes Gefühl ausbreiten kann.

Imaginationen sind Vorstellungsbilder, die zudem sowohl unsere rechte als auch die linke Hirnhälfte zusammen aktivieren. Sie tun also nicht nur dem Körper und der Haut gut, sondern berühren auch Herz und Hirn. Die rechte Hirnhälfte steht für Gefühle, Intuition, Fantasie, ganzheitliches Denken, die linke für Verstand und Vernunft. Freuen Sie sich nun auf wunderschöne Vorstellungsbilder, mit denen Ihr Gesicht von innen heraus strahlen wird, Muskeln und Bindegewebe sich straffen und die Haut sich glättet. Erleben Sie gleichzeitig die wundervolle Wirkung auf Ihre Seele.

Übungshaltung

Die häufigste Haltung bei den Übungen ist die Sitzhaltung. Setzen Sie sich für die Übungen aufrecht, aber bequem auf einen Stuhl mit Lehne oder legen Sie sich hin. Sie können dabei den Oberkörper auch etwas höher lagern, wenn Sie wollen. Wichtig ist, dass Sie sich wohl fühlen. Bitte üben Sie nie in einer zusammengesunkenen Haltung.

Mit den Gedanken die Gesichtszüge nach oben ziehen

Nehmen Sie sich einen Moment Zeit, um zur Ruhe zu kommen. Wenn Sie wollen, schließen Sie die Augen. Legen Sie die Hände auf den Bauch und atmen Sie einige Male langsam und gelöst zum Bauch hin ein und aus. Beobachten Sie wie der Bauch sich beim Einatmen etwas weitet und beim Ausatmen wieder zurückschwingt.

Stellen Sie sich nun Ihr Gesicht vor: die Gesichtskonturen, die Gesichtsform, Ihren Mund, die Wangen, die Nase, die Augen, die Stirn, die Schläfen, die Kopfhaut.

Sie haben dabei zwei Möglichkeiten: Sie können sich all diese Bereiche entweder nacheinander vorstellen oder Sie können sich einen oder zwei Bereiche, die Ihnen besonders wichtig sind, über ein paar Minuten hinweg vorstellen. Sie können sich für jeden Bereich 1–5 Minuten Zeit nehmen oder auch für einen Bereich 10–15 Minuten. Da die Gedanken bei dieser Übung gesammelt sind, wirkt sie sich auch als kleine Meditation aus, die auf Körper, Geist und Seele harmonisierend und entspannend wirkt.

Lassen Sie Ihren Atem während der Übung stets gelöst fließen, Ihre Lippen bleiben immer leicht geöffnet.

Stellen Sie sich vor, dass …

- Ihr Nacken und Kopf nach oben ziehen, als ob Ihr Kopf ein wunderschöner Luftballon wäre.
- Ihre Unterkieferwinkel schräg nach oben in die Verlängerung ziehen.
- Ihre Lippen weich gelöst und nicht aufeinander gepresst sind, und die Mundwinkel nach außen ziehen, als ob sie die Ohren erreichen wollten.
- Ihre Mundwinkel nach oben in Richtung Jochbein oder äußerem Augenwinkel und noch weiter nach oben ziehen. Stellen Sie sich dabei ein weites Lächeln vor. Denken Sie dabei z. B. an einen warmen Wasserstrahl im Nacken (dann entspannt sich dieser auch gleichzeitig).
- Ihre seitlichen Gesichtskonturen vom hinteren Kieferwinkel aus nach oben ziehen, als ob sie an goldenen Fäden an zwei kleinen Luftballons oder kleinen Wölkchen hingen, die sanft nach oben schweben.
- sich Ihre Nasolabialfalte neben den Mundwinkeln aufpolstert und nach oben zieht. Sie können sich lauter kleine Luftbläschen denken, die diese Falte von innen aufpolstern.
- Ihre Oberlippe mit den Oberlippenfältchen und dem darunter liegenden Mundringmuskel mit Watte aufgepolstert wären.
- Ihr Mundringmuskel leicht vibriert.
- Ihre Augen wie zwei wunderschöne funkelnde Sterne strahlen. Das Strahlen und Funkeln der Sterne breitet sich überallhin aus. Sie können sich z. B. dabei vorstellen, dass Sie gerade etwas gewonnen haben, was Sie sich sehr wünschten.
- sich Ihre Augenringmuskel (rund um das Auge) zu allen Seiten hin ausweiten. Wie kleine Luftballons oder Mini-Dampfnudeln dehnen sie sich zu allen Seiten hin aus.
- sich Ihre Augenbrauen nach außen weiter und weiter ausdehnen. Wie ein Regenbogen dehnen sie sich bogenförmig nach oben aus.
- dass Ihre Augenbrauen wie Sterne mit einem Schweif sind, die zum Himmel hoch schweben.
- Ihre Schläfen nach hinten und oben ziehen oder wie kleine Wölkchen nach oben schweben.
- Ihre Stirn ganz glatt wird. Sie weitet sich nach oben und zu den Seiten und sie fühlt sich an wie die Wasseroberfläche eines ruhigen Sees.

Blütenregen

Stellen Sie sich vor, Sie liegen herrlich entspannt mitten in einer wunderschönen Blumenwiese. Sie liegen auf weichem Moos, um sie herum blüht und grünt es. Etwas weiter entfernt hören Sie Bienen summen und ein paar Grillen zirpen, aber nur so viel, wie Sie es mögen. Sie fühlen sich wohl und herrlich entspannt. Nach einer Weile regnet es viele Rosenblätter auf Sie. Sie fallen weich und sanft vom Himmel. Dies ist ein besonderes wunderbares Erlebnis und Ihr Gesicht strahlt.

Babygesicht

Stellen Sie sich vor, Sie schauen in ein Babygesicht, vielleicht in das eines Ihnen bekannten geliebten Kindes oder Enkels. Das Kind lächelt Sie an. Es lächelt direkt in Ihr Gesicht und Sie können nicht anders als zurücklächeln.

Kosten Sie dieses Gefühl, das dabei entsteht, aus und nehmen Sie dieses herzliche Lächeln mit jeder Ihrer Körperzellen auf. Lächeln Sie innerlich zurück und spüren Sie das Leuchten in den Augen und das sanfte Hochziehen der Mundwinkel.

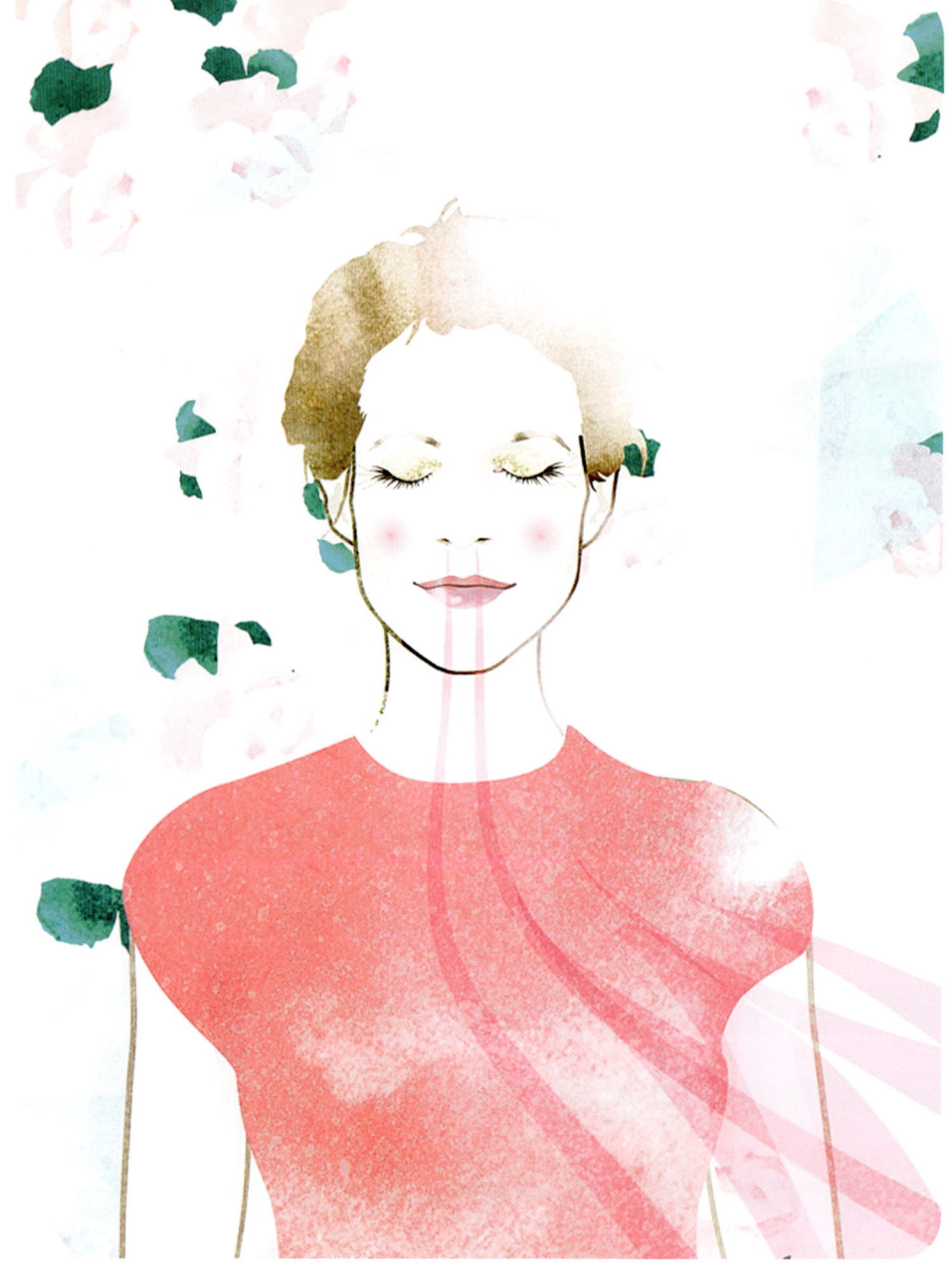

Der Rosengarten

Stellen Sie sich vor, Sie stünden oder säßen inmitten eines wunderschönen Rosengartens. Sie fühlen sich sehr wohl. Die Sonne scheint, die Vögel zwitschern und Sie riechen den angenehmen Rosenduft um sich herum.

Stellen Sie sich vor, dass sich jede einzelne Rose hier wohlfühlt und Ihr Gesicht anstrahlt. Nach kurzer Zeit werden Sie feststellen, wie Ihre Gesichtszüge weich, froh und zufrieden geworden sind. Falten glätten sich, jede Ihrer Zellen atmet den betörenden Rosenduft ein.

Badeschaum

Stellen Sie sich vor, Sie liegen in einer Badewanne mit wohltemperiertem Wasser und viel Badeschaum. Im Badezimmer sind überall Teelichter und vielleicht Duftkerzen mit Ihrem Lieblingsduft verteilt. Fühlen Sie, wie es ist, im weichen, luftigen Badeschaum zu liegen. Nur Mund, Nase und Augen sind frei von Schaum, sonst spüren Sie überall das angenehme Kribbeln des Badeschaums. Genießen Sie den weichen Schaum vor allem auf Ihren Wangen und Ihrer Stirn.

Variation: Sie können Sich auch vorstellen, dass Sie in luftiger Watte eingebettet sind und wie auf Wolken liegen.

◄ Genießen Sie den Duft der Rosen.

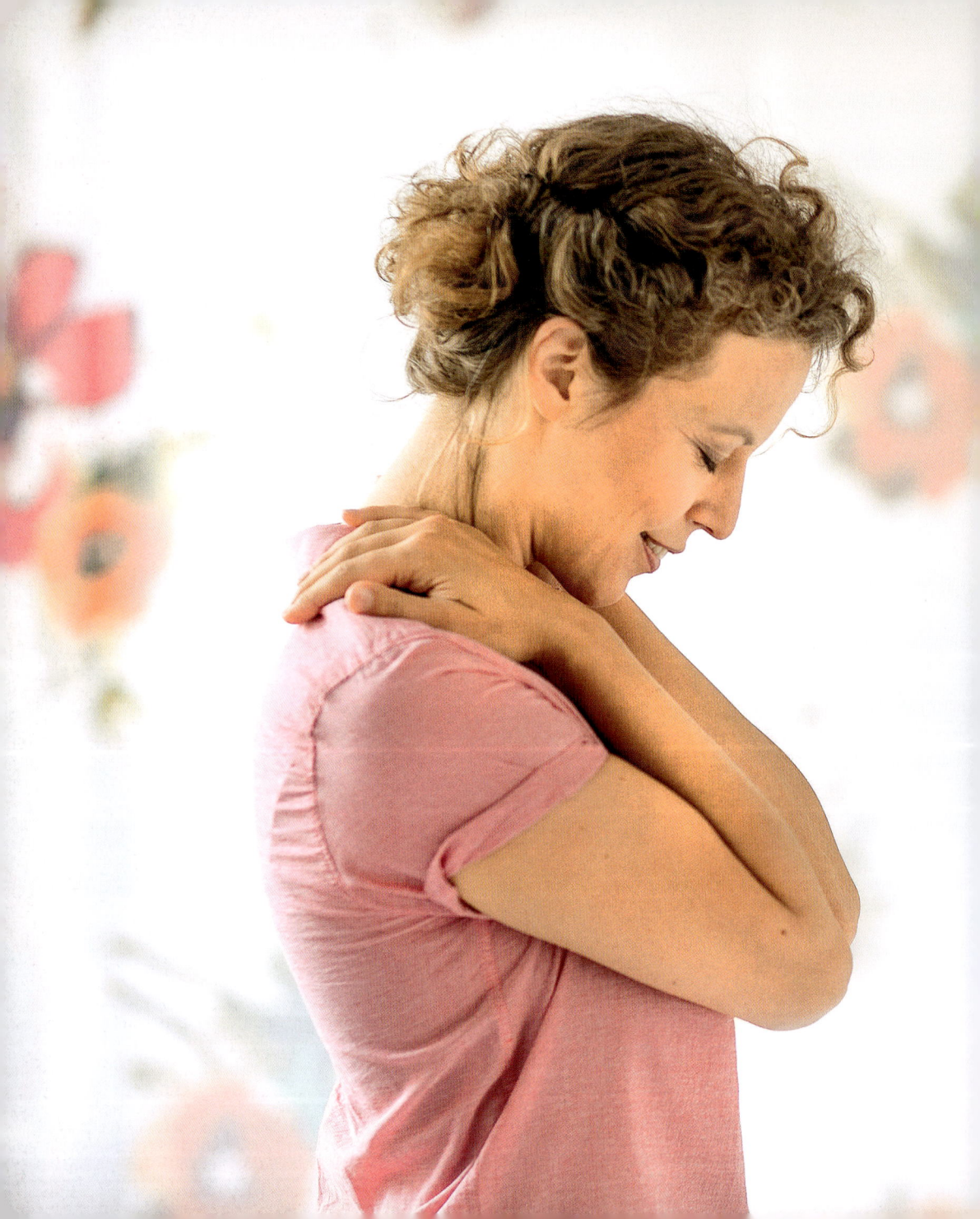

Der sanfte Weg

Erfrischt und voller Energie durch wunderbar entspannende Übungen, die Falten effektiv entgegenwirken und Ihr Gesicht zum Strahlen bringen.

Die Basics

Lernen Sie die Grundlagen für den »sanften Weg« des Natural Liftings kennen und stimmen Sie sich auf die Übungen für Kopf, Hals und Nacken ein.

Haltung

Wenn nicht anders angegeben, setzen Sie sich auf einem Stuhl mit Lehne mit dem Gesäß ganz nach hinten, so dass Ihr Rücken in aufrechter Haltung abgestützt ist oder in aufrechter Haltung auf das vordere Drittel eines Stuhls. Krumme, gebeugte Haltungen begünstigen eine vorgebeugte Kopfhaltung und schlaffe Gesichtszüge – und außerdem schlechte Laune. Machen Sie sich deshalb zu allererst die richtige Sitzhaltung bewusst und nehmen Sie sich Zeit, diese einige Male »einzustudieren«, so dass Ihr Gehirn die günstige Haltung einprogrammieren kann. Für Geübte sind auch aufrechte Sitzhaltungen auf dem Boden möglich, wie z. B. der Schneidersitz auf einem kleinen festen Kissen.

Die gute Sitzhaltung

Nicht nur während der Übungen, auch im Alltag sollten Sie immer wieder auf die rücken- und nackenfreundliche Sitzhaltung achten.

Setzen Sie sich auf einem Stuhl, Sessel oder Sofa mit dem Gesäß ganz zurück, so dass Sie Ihren Rücken aufrecht anlehnen können. Wenn Sie wollen, legen Sie ein zusammengerolltes Handtuch als Stütze in den unteren Rückenbereich. Sie kön-

• Stellen Sie sich vor, dass die ganze Wirbelsäule in die Länge zieht. Das Steißbein bzw. die Sitzbeinknochen ziehen nach unten, der Scheitel des Kopfes bzw. der Hinterkopf nach oben in Richtung Himmel.

Atmung

Der Atem leidet in der heutigen Zeit, denn man nimmt sich kaum noch genügend Zeit für das langsame, ruhige Atmen. Stress, Leistungsdruck, Sorgen und Ängste bewirken oft schon früh, dass der Atem schnell, und oberflächlich wird. Viele Menschen haben das tiefe, gehaltvolle Atmen verlernt und atmen hastig und nur noch in den oberen Brustbereich. Machen Sie sich deshalb zunächst mit Ihrem eigenen Atem vertraut. Wo können Sie Ihren Atem und die Atembewegung wahrnehmen? Weiten sich der Brustkorb oder die Seiten oder vielleicht doch der Bauch?

Die Bauchatmung (Zwerchfellatmung) ist die gehaltvollste Atemart, durch die wir genügend Sauerstoff aufnehmen, viele Abfallstoffe abgeben und überhaupt tiefe Entspannung erleben können. Außerdem kann man den Atem überall hin lenken

nen sich aber auch aufrecht auf das vordere Drittel des Stuhls setzen.

Was Sie beachten sollten:
• Ihre Knie und Füße sind hüftbreit geöffnet und dürfen eine leichte V-Stellung aufweisen.
• Die Bauchmuskeln sind leicht angespannt und der Brustkorb aufgerichtet und weit.
• Die Hände ruhen auf den Oberschenkeln, die Schultern sind entspannt und schwer, hängen aber nicht nach vorne.
• Ihr Kopf wird auf der Halswirbelsäule mittig gehalten und hängt nicht nach vorne, wird aber auch nicht als Last in den Nacken gezogen.

und er vitalisiert jede Zelle, heilt Wunden, löst Schmerzen und hilft verspannte Muskeln zu lösen.

Beginnen Sie mit der Bauchatemübung wie unten beschrieben. Legen Sie die Hände auf den Bauch und spüren Sie das Weitwerden des Bauchs beim Einatmen und das Zurückschwingen des Bauchs beim Ausatmen. Nehmen Sie bewusst Sauerstoff für jede Zelle auf und geben Sie dann alle Abfallstoffe beim Ausatmen ab. Lassen Sie auch Anspannungen beim Ausatmen los.

Gähnen – Energie-Atemübung für Körper und Gesicht

Diese Atemübung eignet sich auch sehr gut für den Einstieg in ein Übungsprogramm, aber auch für »zwischendurch« im Alltag: Stellen Sie sich am besten hin und strecken sie Ihre Arme weit nach oben, strecken Sie sich bewusst von den Füßen bis zum Kopf und den Fingerspitzen. Öffnen Sie dann den Mund ganz weit und gähnen Sie. Lassen Sie dann die Arme wieder entspannt sinken und atmen Sie einige Atemzüge lang ruhig nach.

Gähnen ist eine der besten natürlichen Atemübungen, bei der Lungen, Muskeln und Hautzellen mit frischem Sauerstoff gefüllt und beim Ausatmen von Abfallstoffen und Verhärtungen befreit werden. Zudem werden die Mund-, Rachen- und Gesichtsmuskeln angenehm gedehnt und die Tränenflüssigkeit wird angeregt. Dies ist für die Augen sehr wichtig und wertvoll. Nach einem Gähnen entspannen sich die Muskeln wieder angenehm.

Der tiefe Atem

Zu Anfang fällt die nachfolgende Übung im Liegen auf dem Boden oder Bett leichter. Üben Sie sie deshalb immer wieder vor dem Einschlafen oder morgens nach dem Aufwachen oder wenn Sie sich tagsüber einmal aufs Sofa legen. Später sollten Sie sie dann aber auch im Sitzen üben.

Bauchatemübung

Im Liegen oder aufrechten Sitzen (gerne mit dem Rücken angelehnt): Legen Sie die Hände auf den Bauch und beobachten Sie Ihren Atem, wie er kommt und geht, kommt und geht … Können Sie ihn unter Ihren Händen fühlen? Mit der Zeit sicher immer leichter und besser. Konzentrieren Sie sich dann auch auf Ihre tiefe Bauchatmung.

Vorstellungbilder zum Atem

1. Stellen Sie sich einen schlafenden, auf dem Rücken liegenden Bären mit einem dicken Bauch vor. Beobachten Sie, wie der Bauch sich beim Einatmen hebt und beim Ausatmen senkt. Nehmen Sie die Ruhe und Gelassenheit, die der Bär ausstrahlt, in sich auf. Machen Sie es dem Bären gleich und spüren Sie, wie sich Ihr Bauch beim Einatmen hebt und beim Ausatmen senkt. Auch super: Brummen Sie beim Ausatmen wie ein Bär. Die Ausatmung darf gerne länger sein als die Einatmung.

2. Stellen Sie sich eine Rose oder wohlriechende Blume vor und riechen Sie an ihr. Lassen Sie den Duft durch die Nase einströmen und stellen Sie sich vor, wie er sich im Körper verteilt. Am besten stellen Sie sich Ihren Lieblingsduft vor. Das könnte auch Wald- oder Meeresluft sein. Dann lassen Sie die Atemluft wieder ausströmen, entweder durch die Nase oder die Lippen, und genießen das »Leer-werden«.

3. Stellen Sie sich den Atem wie eine Sauerstoffwolke vor. Lassen Sie diese durch die Nase in Ihren Körper einziehen und sich dort in jeder Zelle ausbreiten. Sie durchweht den ganzen Körper und auch das Gesicht. Stellen Sie sich dann vor, wie die verbrauchte Luft beim Aus-

atmen langsam wieder Ihren Körper verlässt und Abfallstoffe sowie Anspannungen mit fort nimmt.

Durchblutungsfördernde Übungen

Durchblutungsfördernde Übungen für den ganzen Körper und speziell für das Gesicht sind am Anfang eines Übungsprogramms immer optimal. Sie können auch immer zwischendurch eingefügt werden. Auch im Alltag eignen sie sich, um einen »frischen Kopf« zu bekommen und Starre zu lösen.

Beginnen Sie am besten mit Schwungübungen für den ganzen Körper. Diese lockern, sorgen für viel Sauerstoff und intensivieren auch den Atem.

Durchblutung des Gesichts anregen

Führen Sie über das ganze Gesicht eine straffende, durchblutungsfördernde Zupfmassage aus. Dabei beginnen Sie am Kinn und wandern dann langsam immer höher, bis Sie auf der Stirn ankommen.

Legen Sie zuerst beide Daumen in die Mitte unter das Kinn und die Zeigefinger darüber. Zupfen Sie dann eine kleine Hautfalte weg und lassen Sie sie wieder los. Dies erinnert an eine kleine kneifende Bewegung. Führen Sie diese Zupfbewegung langsam Stück für Stück am Kinnrand bis zu den Ohren aus. Wenn Sie diesen Bereich bearbeitet haben, beginnen Sie mit dem darüber liegenden, nämlich von den Mundwinkeln zu den Ohren. Danach von der Nase, über die Jochbeine bis zu den Ohren. Dann folgen die Partien von der Augenbrauenmitte über die

Augenbrauen bis zu den Schläfen und schließlich noch von der Stirnmitte nach außen bis zum Haaransatz.

Am Ende der Übung spüren Sie dem angenehmen Kribbeln auf Ihrer Gesichtshaut nach.

Je nach Lust, Laune und Zeit müssen Sie natürlich nicht jedes Mal das ganze Gesicht einer Zupfmassage unterziehen, sondern können auch nur den einzelnen Gesichtsbereichen eine kleine Massage gönnen.

Frische-Kick

Hin und wieder ein Kälteschock tut der Haut gut. Dabei ziehen sich die Gefäße schnell zusammen und danach sieht die Haut straffer, fester und rosiger aus. Falten glätten sich, das Gewebe strafft sich.

Sie können Ihre Gesichtshaut einmal pro Woche mit einem Eiswürfel in kreisenden Bewegungen abreiben. Danach sollte die Haut aber mit einer Lotion oder Creme versorgt werden. Teelöffel können eine ähnliche Wirkung erzielen. Ganz besonders dann, wenn Sie sie vor der Übung ins Eisfach legen.

Löffelchenmassage

Teelöffel aus Metall oder Silber können der Haut frisch gekühlt einen Kältekick geben. Berührt man mit ihnen eine Hautstelle, fühlt man zunächst etwas Kälte. Dadurch ziehen sich die Poren zusammen und öffnen sich später wieder. Dies ist ein sehr gutes Training für die feinen Blutgefäße der Haut. Die Hautzellen werden angenehm stimuliert, elastisch gehalten und die Haut wird erfrischt und gestrafft. Im Gegensatz zu Wärme straffen Kälteanwendungen die Haut. Diesen Effekt können wir mit Teelöffel-Übungen nutzen. Probieren Sie es aus und legen Sie einfach jeweils einen Löffel auf das geschlossene Auge. Die Erfrischung tut gut – egal, ob nach dem Aufstehen, wenn die Augen verquollen sind, oder im Büro, wenn die Augen brennen. Sobald sich die Löffel durch den Hautkontakt erwärmen, nehmen Sie am besten ein frisches Paar aus dem Kühlfach.

Zudem ist die runde, bauchige Form der Löffel ideal für Streich-, Massage- oder Klopfübungen. Und wer möchte, kann damit sogar eine Creme in die Haut einstreichen oder -klopfen. In den Übungsprogrammen finden Sie ab und zu bewährte Übungen mit Teelöffeln.

Akupressur – für glatte Haut und neue Energie

In diesem Buch finden Sie auch ausgesuchte Akupressurübungen für das Gesicht. Durch diese Übungen wird die Durchblutung im Gesicht verbessert, Anspannungen werden abgebaut, die Zellerneuerung angeregt und Falten geglättet. Das Gesicht erhält eine entspannte, harmonische und jüngere Ausstrahlung. Die Akupressurpunktbehandlung wirkt zudem regulierend auf den Fett- und Feuchtigkeitsgehalt der Haut. Da das Gesicht auch Bindeglied zwischen Körper, Seele und Geist ist, tritt eine allgemeine angenehme Lösung und Entspannung sowie ein Wohlgefühl ein.

Akupressur stammt aus der Traditionellen Chinesischen Medizin und besagt, dass durch Druck der Fingerkuppen auf bestimmte Körperstellen Energiepunkte aktiviert werden können und der Fluss der Lebensenergie Qi wieder ungehindert fließen kann. Durch Akupressur werden die Meridiane, die Hauptenergiekanäle des Körpers, angesprochen, sodass Störungen im Energiefluss aufgehoben werden. Denn ist der Fluss der Lebensenergie behindert, entstehen Stauungen oder Blockaden. Stress und andere störende Einflüsse können diese Energiebahnen blockieren. Ziel ist es, mit Hilfe der »Reizpunkte« Energiestaus zu lösen und das Energieniveau im Körper auszubalancieren. Die Akupressurpunkte stellen die Zugangswege zu den Energiebahnen dar, die wiederum miteinander verbunden sind. Nach westlichem Erklärungsmodell liegen an wichtigen druckempfindlichen Akupressurpunkten Nervenendigungen besonders dicht beieinander.

Von den 12 Meridianen möchte ich besonders den Blasenmeridian erwähnen und hervorheben, der nach chinesischer Lehre der längste aller Meridiane ist und auch als »Hauptentgiftungskanal« gilt. Er beginnt am inneren Augenwinkel und zieht sich über die Nasenwurzel, die Stirn, den Kopf und den Nacken, die Seite der Wirbelsäule, die Rückseite des Beins und endet im kleinen Zeh. Ihm wird nachgesagt, dass sich in ihm seelische und körperliche Spannungszustände bemerkbar machen. Er reagiert empfindlich auf großen seelischen Druck.

Schmerzhafte Akupressurpunkte zeigen immer eine Überenergie an. Ist der Energiefluss wieder angeregt, lassen Druck oder Schmerz nach. Durch den Druck auf die Akupressurpunkte entsteht eine Art

elektrischer Strom, der Signale durch das Netz der Muskelhäute (Faszien) schickt. Dadurch werden auch Organe angesprochen und Selbstheilungskräfte angeregt. In Kursgruppen fällt immer wieder auf, dass gerade die Punkte im Bereich der Augen und Nasenwurzel, die zu diesem Meridian gehören, sehr angespannt und damit schmerzempfindlich sind, also die Punkt zwischen den Augenwinkeln und am inneren Augenbrauenbereich. Diese Punkte regelmäßig zu akupressieren verschafft oft seelisches Wohlbefinden und Entspannung im Gesichts-, Augen- und Augenbrauenbereich.

Wie wird im Gesicht akupressiert

Die Druckpunkte werden auch »magische Stellen« genannt und sind ziemlich leicht zu finden, weil sie sich wie kleine Mulden oder Vertiefungen unter der Haut anfühlen. Akupressur bedeutet »einen Punkt drücken«. Die Kuppen der Zeige- oder Mittelfinger (manchmal sind es auch mehrere Finger) werden auf eine oder mehrere bestimmte Stellen gelegt und diese werden mit kleinen, fast unsichtbar kreisenden Bewegungen behandelt. Der Druck kann dabei von sanft bis fest variieren. Sie sollten während der Massage immer ein gutes Gefühl haben und sich wohl fühlen. Die Massagezeit pro Punkt beträgt in der Regel 15–30 Sekunden und wird 2- bis 6-mal wiederholt.

Interessanterweise sind viele Punkte mit den sogenannten Triggerpunkten, das sind Schmerzpunkte einer verkrampften Muskulatur, identisch.

Den Augenbereich energetisieren

Die Druckpunkte bei dieser Übung befinden sich etwa fingerbreit oberhalb der Augenbrauen oder auch genau auf den Brauen. Legen Sie die Kuppen der drei Finger auf die Augenbrauen: die Zeigefinger am Ende, die Mittelfinger in der Mitte und die Ringfinger am Anfang der Brauen. Drücken und kreisen Sie dann auf der Stelle nach außen.

Variation: Schieben Sie die Augenbrauen mit leichtem Druck 10- bis 20-mal pulsierend 1–2 cm hoch und wieder runter.

Variation 2: Geben Sie sanfte Druckimpulse nach außen in Richtung Schläfen.

Variation3: Beklopfen Sie die Punkte sanft.

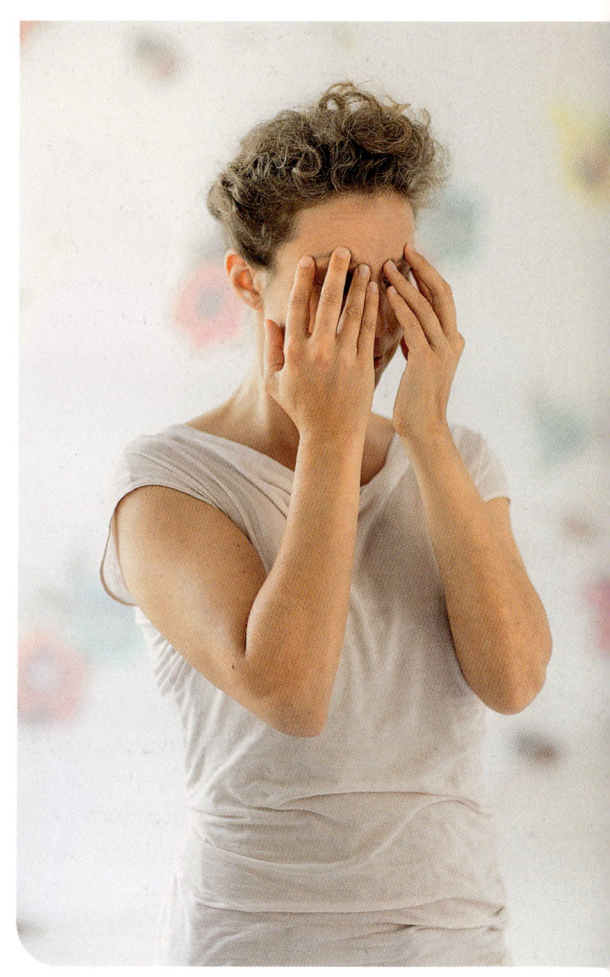

1. Übungsprogramm: Für Dekolleté und Hals

Falten an Dekolleté und Hals – darauf möchte wohl jede Frau verzichten. Aufrichtungsübungen kräftigen Ihre Halsmuskulatur effektiv, so bleibt die Haut straff und faltenfrei.

Das A und O für einen harmonischen Gesichtsausdruck ist eine aufrechte Haltung. Ganz besonders wichtig ist die Kopfhaltung, die nicht gedrückt sein soll, sondern frei und aufrecht. Der Kopf sollte fein ausbalanciert sein wie eine Blüte auf dem Stängel. Er sollte sozusagen »schweben«. Steht der Kopf im Gleichgewicht, wirkt sich das auf die ganze Wirbelsäule aus und lässt auch die Gesichtsmuskeln strahlen. Bevor Sie mit den Übungsprogrammen für das Gesicht beginnen, ist es vorteilhaft, zuerst den Hals und Nacken zu »öffnen«. Allzu häufig sind die

Schultern nach vorne und der Kopf eingezogen. Dadurch verliert das Dekolleté seine Straffheit und wird faltig. Desgleichen die Halshaut. Die Haut ist hier sehr dünn und nur mit wenig Talgdrüsen sowie Fettpolstern ausgestattet. Deshalb kann sie Feuchtigkeit schlecht speichern. Ausgedehnte Sonnenbäder sind hier besonders schädlich und eine Sonnencreme mit hohem Lichtschutzfaktor ist besonders wichtig. Wie auch bei den Übungen sollten Sie beim Eincremen immer streichende Bewegungen von unten nach oben ausführen.

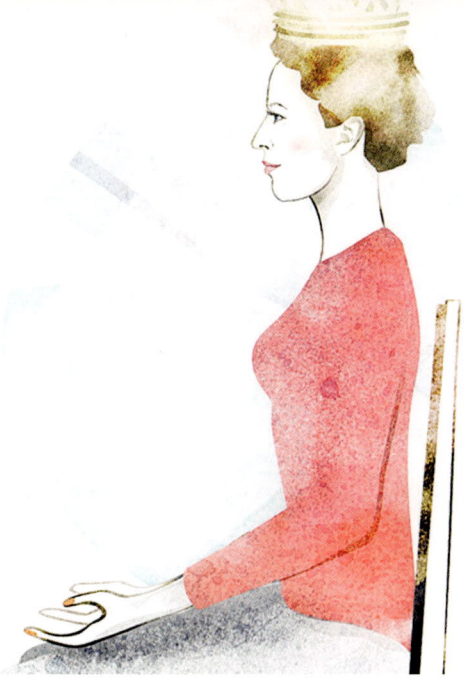

Aufrecht wie eine Königin

● Setzen Sie sich aufrecht auf einen Stuhl mit Lehne und halten Sie den Rücken gerade. Die Hände ruhen mit den Handflächen nach oben auf den Oberschenkeln.

● Stellen Sie sich vor, Sie seien eine Königin und würden eine wunderschöne Krone auf Ihrem Kopf tragen. Sie tragen die Krone freischwebend und um nichts in der Welt darf sie auf Ihrem Kopf verrutschen oder sogar herunterfallen. Erspüren Sie, wie der Nacken dabei unwillkürlich lang wird. Außerdem stellen Sie sich vor, dass Sie zu dieser Krone eine passende Kette tragen, deren wunderschönes Medaillon genau auf Ihrem Brustkorb liegt. Sie tragen es voller Stolz wie eine Medaille, die Sie gewonnen haben. Spüren Sie, wie sich der Brustkorb dabei etwas anhebt und weitet?

Variation: Stellen Sie sich den majestätischen Gang einer Afrikanerin vor, die mit Eleganz einen Krug auf ihrem Kopf trägt.

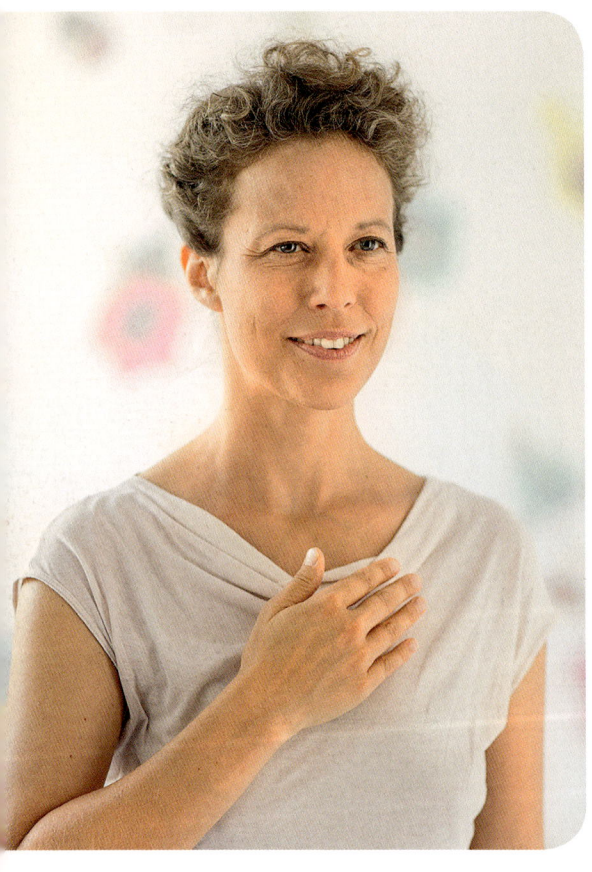

Ausklopfen des Brustbeins

● Klopfen Sie mit den flachen Fingern der rechten Hand das Brustbein unter dem Schlüsselbein von links nach rechts aus. Wiederholen Sie 10- bis 20-mal und wechseln Sie dann die Seite.

● Legen Sie abschließend die Handrücken gelöst auf die Oberschenkel und spüren Sie der Übung nach.

Variation 1: Sie können auch abwechselnd, einmal mit der rechten, einmal mit der linken Hand klopfen.

Variation 2: Klopfen Sie mit lockeren Fäusten das Brustbein ab. Achten Sie dabei auf eine aufrechte Haltung und den »schwebenden Kopf«.

Ausstreichen des Halses

Streichen Sie mit den Handrücken beider Hände abwechselnd einige Male die rechte und einige Male die linke Halsseite von unten nach oben aus. Gerne könne Sie zu dieser Übung ein Öl oder eine Creme benutzen.

Variation: Streichen Sie mit den flachen Fingern der rechten Hand die linke Halsseite von unten nach oben aus. Die Mitte des Halses mit dem Kehlkopf lassen Sie bitte aus. Wiederholen Sie 10- bis 20-mal und wechseln Sie dann zur anderen Halsseite.

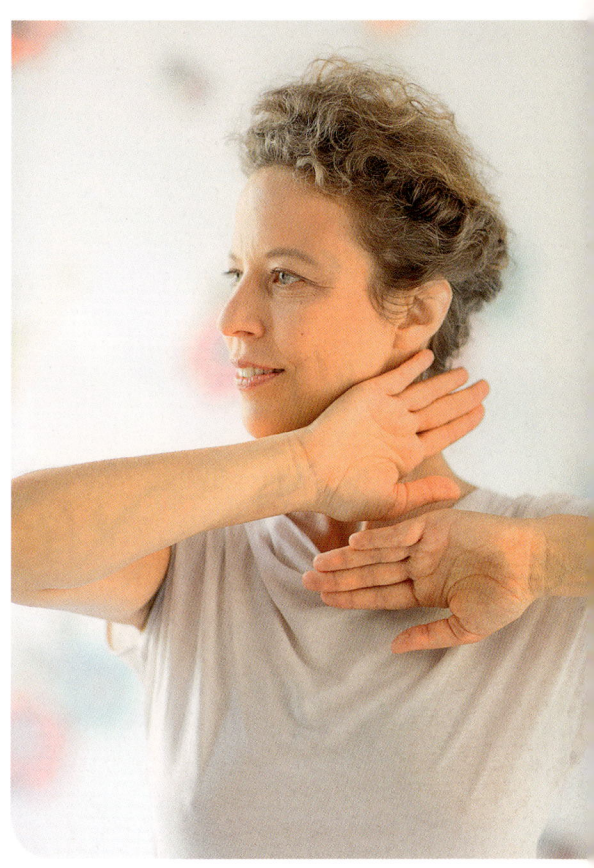

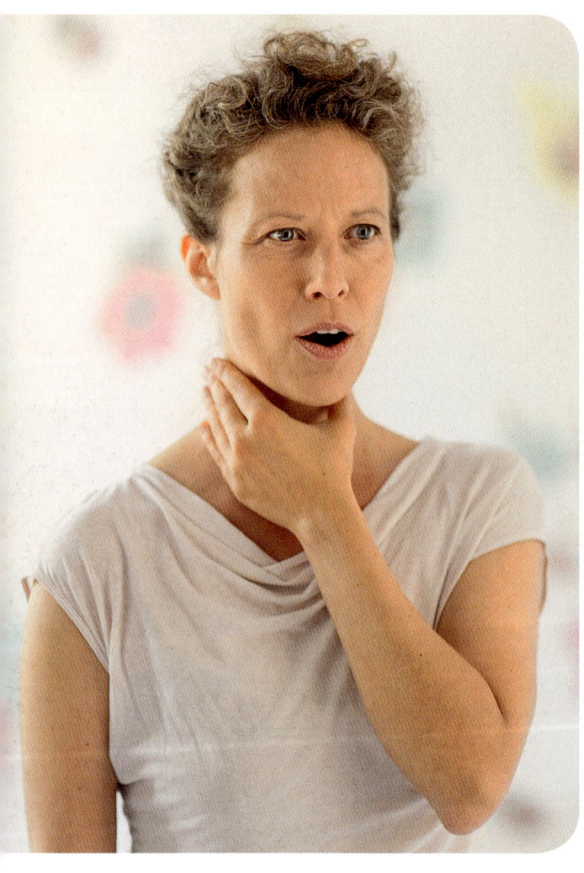

Kräftigung des Halsmuskels

Der Platysma ist ein flacher Halsmuskel, der etwas oberhalb des Unterkiefers beginnt und dann abwärts bis über das Schlüsselbein zieht.

● Legen Sie die linke Hand um den Hals, so dass der Daumen nach links hinten zeigt, die anderen Finger nach rechts. Öffnen Sie dann den Mund weit und formen Sie ein großes »o«. Erspüren Sie die leichte Anspannung im Halsbereich unter der Hand.

● Ziehen Sie dann die Unterlippe einige Male hintereinander in schnellen Minibewegungen tiefer. Dabei spüren Sie deutlich die Anspannung im Halshautmuskel.

● Legen Sie abschließend die Hände auf den Oberschenkeln ab und spüren Sie gelöst der Übung nach.

Kältereiz für gestraffte Haut

Ein Kältereiz lässt erschlaffte Haut sich schnell zusammenziehen und danach wieder straffer aussehen.

Nehmen Sie zwei Teelöffel (aus dem Kühlfach) und streichen Sie die Halshaut jeweils von der Mitte nach außen aus. Beginnen Sie unten am Hals und wandern Sie dann langsam höher.

Variation 1: Legen Sie jeweils die nach außen gebogene kalte Rückseite eines Teelöffels an die rechte und linke Halsseite, und zwar neben der Mitte. Lassen Sie die Löffel 10–20 Sekunden dort liegen und wandern Sie dann langsam weiter nach oben.

Variation 2: Legen Sie die möglichst kalten Teelöffel am Hals dorthin, wo Sie schon Falten stören, und gehen Sie gegen diese vor.

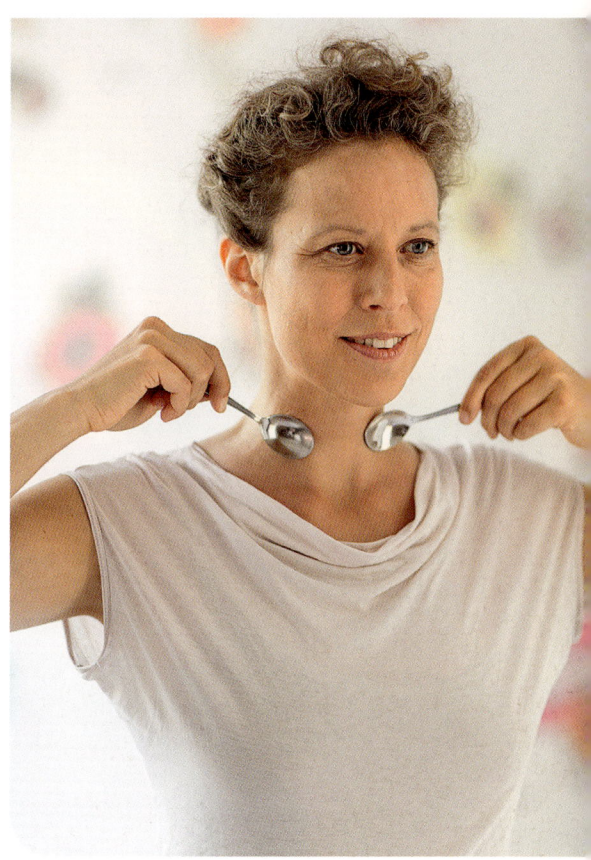

2. Übungsprogramm: Für eine schöne Kinnpartie

Die Haut am Kinnboden wird mit den Jahren immer schwächer. Hier helfen gezielte Übungen, die die Kinnbodenmuskulatur stärken.

Viele der nachfolgenden Übungen können Sie wunderbar in Ihren Alltag einbauen und ganz einfach zwischendurch üben. Leichte Druckmassagen und Kälte sorgen für eine Stärkung der Muskulatur und Straffung der Haut. Achten Sie bitte stets darauf – sowohl bei den Übungen, aber auch im Alltag, Ihr Kinn nicht zu überstrecken. Dabei spannt sich zwar die Haut im Kinnbereich, diese Haltung löst aber Schmerzen im Nackenbereich aus und überdehnt die Kinnhaut vielmehr. Wenn Sie Ihren Kopf dann wieder in die »normale« Position bringen, hängt die überdehnte Haut erst recht nach unten. Achten Sie also auch bei diesen Übungen immer auf Ihre Kopf- und Halshaltung. So vermeiden Sie ein Doppelkinn.

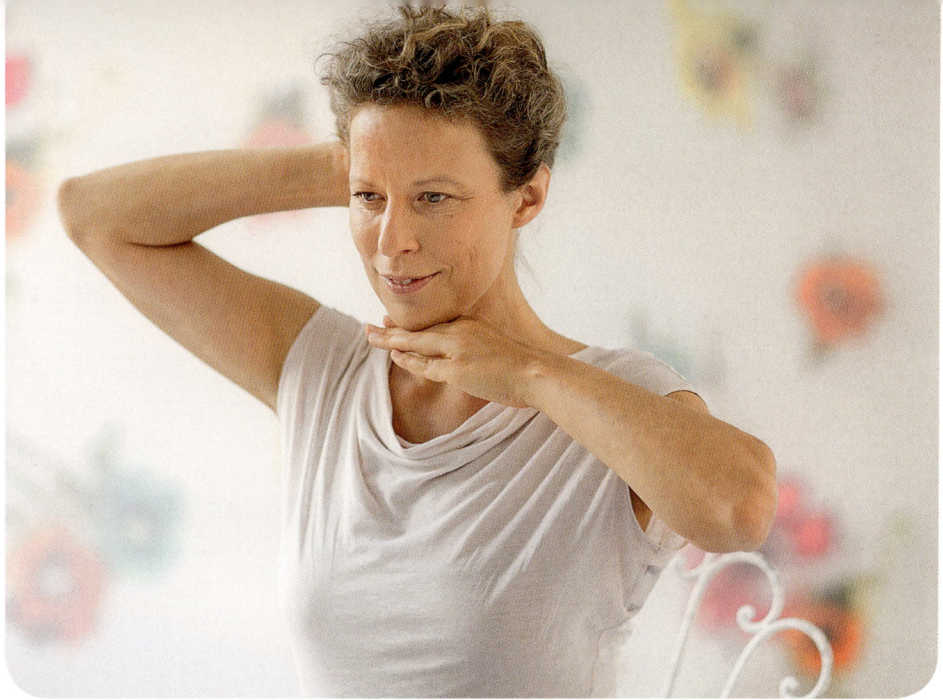

Haltungsübung

Diese Übung sorgt für eine gute Kopfhaltung und eine straffe Halshaut, da gleichzeitig die vorderen Hals- und hinteren Nackenmuskeln gekräftigt werden.

● Setzen Sie sich aufrecht auf das vordere Drittel des Stuhls und legen Sie eine lockere Faust unter das Kinn und die andere Hand mit der inneren Handfläche an den Hinterkopf in Höhe der Schädelbasis.

● Drücken Sie dann das Kinn gegen die Faust der einen Hand und gleichzeitig den Hinterkopf gegen die Handfläche der anderen. Gleichzeitig gibt die hintere Hand einen Zug nach oben, als ob Sie den Kopf aus der Halswirbelsäule ziehen wollten.

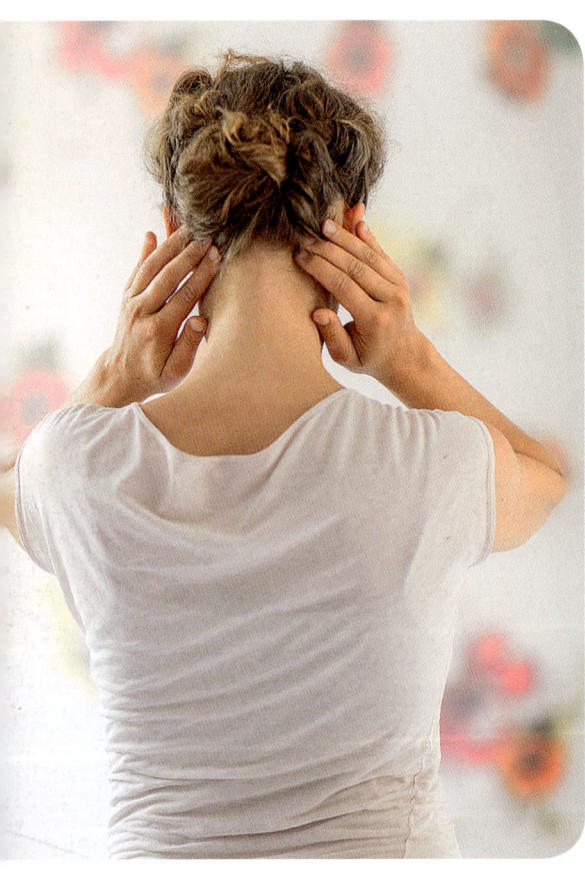

Nackenentspannung

Verspannungen in den Nackenmuskeln verhindern auch einen fließenden Energiestrom in Kopf und Gesicht. Diese Übung hilft, die Durchblutung wieder anzuregen.

● Beugen Sie den Kopf ein wenig vor und legen Sie die Kuppen der Mittelfinger (wenn Sie mögen auch die Zeigefinger) an die Kuhle in der Mitte des oberen Nackens unterhalb des Schädelbasisknochens.

● Drücken Sie diese Punkte 6–10 Sekunden. Wenn Sie wollen, kreisen Sie mit den Fingern auf der Stelle. Wandern Sie dann mit den Fingern ein wenig nach außen und drücken Sie wieder gegen den Knochen. Wandern Sie noch ein Stück weiter, bis Sie hinter den Ohren angekommen sind.

● Legen Sie dann die Hände entspannt auf die Oberschenkel und spüren Sie nach. Fühlt sich der Nacken jetzt etwas leichter und entspannter an?

Ausklopfen des Kinnboden

● Klopfen Sie mit den Fingerrücken bei-der Hände abwechselnd nach oben gegen die Kinnunterseite.

● Wenn es Ihnen leichter fällt, mit nur einer Hand zu klopfen, können Sie auch 10-mal mit der rechten, dann 10-mal mit der linken Hand klopfen.

● Spüren Sie anschließend der Übung nach. Lassen Sei dabei die Lippen und den Mund entspannt sein.

Variation: Führen Sie die Übung mit zwei Teelöffeln aus. Durch das kalte Material wird die Haut noch mehr gestrafft.

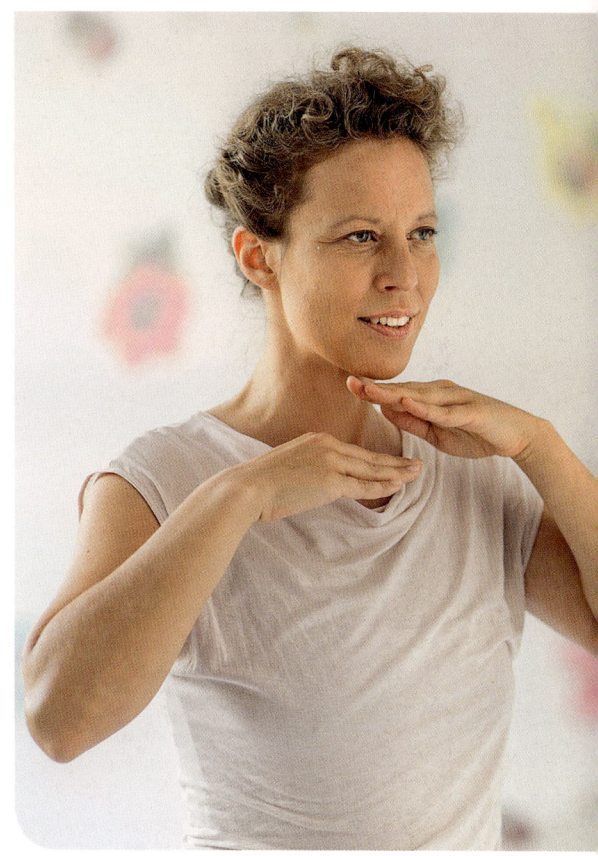

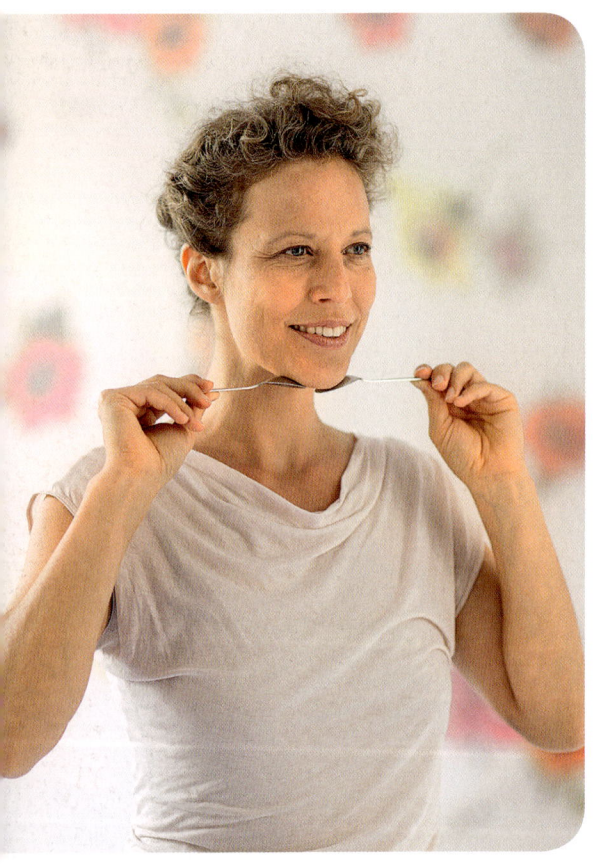

Kräftigung des Kinnbodens

● Nehmen Sie in jede Hand einen kalten Teelöffel und legen Sie die bauchige Unterseite rechts und links an den Kinnboden, kurz vor dem Hals. Lassen Sie die Kälte 10–20 Sekunden wirken und spüren Sie dann einen Moment nach, während Sie die Löffel kurz weglegen.

● Wiederholen Sie diese Übung 3- bis 4-mal. Klopfen Sie dann mit den Löffeln den Kinnboden ab.

Gegen ein Doppelkinn

● Legen Sie wieder die beiden Teelöffel mit der bauchigen Unterseite rechts und links an den Kinnboden am Halsansatz. Drücken Sie die Löffel ein wenig nach oben.

● Dann strecken Sie 8- bis 12-mal die Zunge raus und wieder zurück. Die Übung kräftigt den Kinnbodenmuskel und in Verbindung mit den kalten Löffeln ist sie noch wirksamer. Klopfen Sie am Ende mit den Löffeln noch mal den Kinnboden ab.

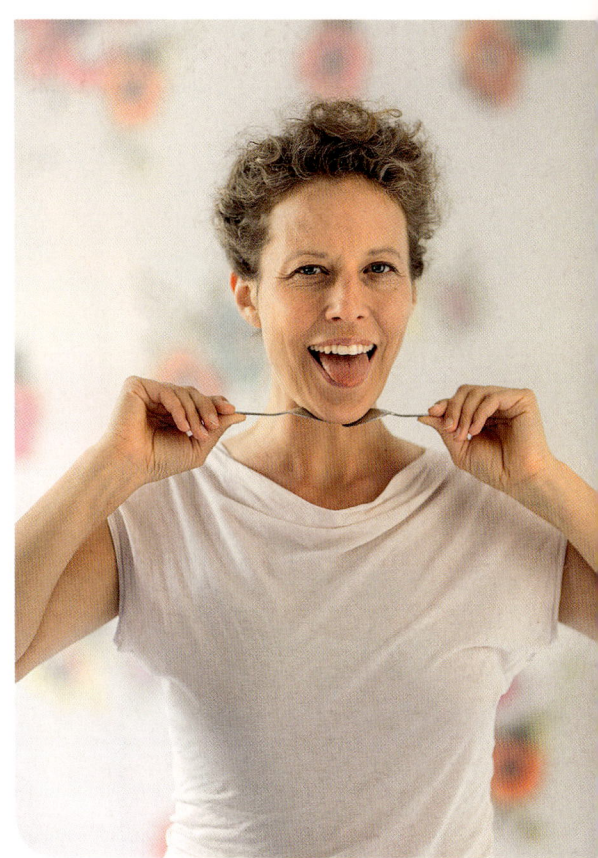

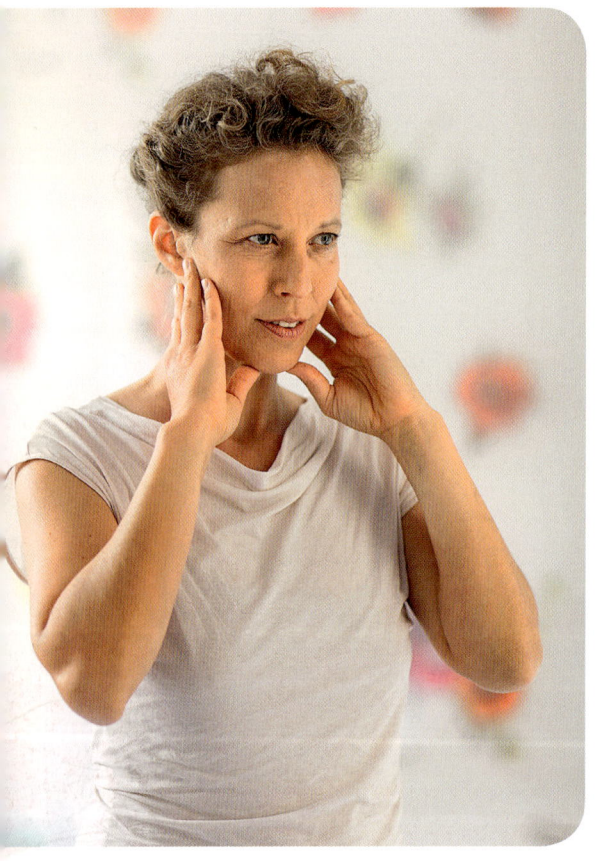

Für eine schöne Kinnkontur

● Legen Sie Zeige- und Mittelfinger beider Hände hinter die Ohren, Ringfinger und kleiner Finger vor die Ohren und die Daumen unter die Mitte des Kinns.

● Streichen Sie dann mit den Daumen jeweils von der Kinnmitte nach außen in Richtung Ohren. Wiederholen Sie das Streichen 6- bis 12-mal.

Variation: Führen Sie mit den Daumen sanfte, pumpende Bewegungen nach außen aus.

Entspannende Sonnenstrahlen

Für diese Vorstellungsübung sollten Sie sich jeden Tag ein paar Minuten Zeit nehmen, denn sie bewirkt gute Stimmung und freundliche Gedanken.

Stellen Sie sich vor, Sie sitzen auf einer Felsklippe am Meer und beobachten, wie die Sonne langsam aufgeht. Voller Vorfreude warten Sie auf diesen phantastischen Moment. Langsam erscheint die Sonne am Horizont und lässt ihn in wunderschönen Farben erstrahlen. Spüren Sie, wie Ihre Freude darüber von innen kommt. Ganz langsam schiebt sich die Sonne in wunderschönen Farbtönen in den Horizont. Genau so spüren Sie, wie sich Ihre Mundwinkel anheben und auch die Kinn- und Gesichtskonturen nach oben ziehen und erstrahlen. Geben Sie sich diesem Bild der aufgehenden Sonne so lange Sie wollen ganz hin. Genießen Sie, wie sich Ihre Gesichtszüge erhellen und erstrahlen – wie die aufgehende Sonne.

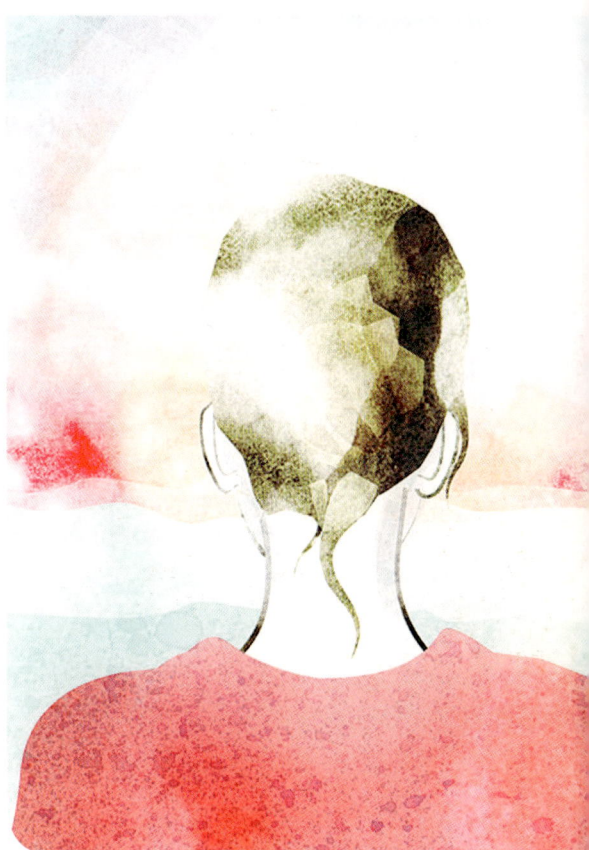

3. Übungsprogramm: Für schöne Lippen

Ein schöner Mund ist das Sinnbild eines attraktiven Gesichts. Kleine Falten oberhalb der Lippen oder an den Mundwinkeln stören da gewaltig.

Oberlippenfältchen entstehen besonders schnell, wenn man den Mund oft kräuselt, wie es z. B. Raucher häufig tun, wenn sie eine Zigarette im Mund halten. Die Fältchen zeichnen sich dadurch aus, dass sie vertikal von der Oberlippe in Richtung Nase verlaufen. Deshalb sollte Sie sie in Gedanken leicht nach außen ziehen, wobei Sie die Mundwinkel leicht nach oben ziehen. Das glättet die Oberlippenfältchen und lässt gute Laune entstehen, da nach oben ziehende Mundwinkel von dem Gehirn immer als »es geht mir gut« interpretiert werden.

Bei den Übungen gegen Oberlippenfältchen geht es darum, die Haut von innen aufzupolstern und den Mundringmuskel so zu kräftigen, dass keine neuen Fältchen entstehen. Übungen für den Mundringmuskel können Einiges bewirken, aber Sie müssen darauf achten, dass Ihre Lippenhaut dabei glatt bleibt. Anspannungsübungen können die Muskulatur von innen kräftigen und die Haut von innen aufpolstern. Und auch Massagegriffe, bei denen Sie direkt über die Falten streichen, sind sehr wirkungsvoll.

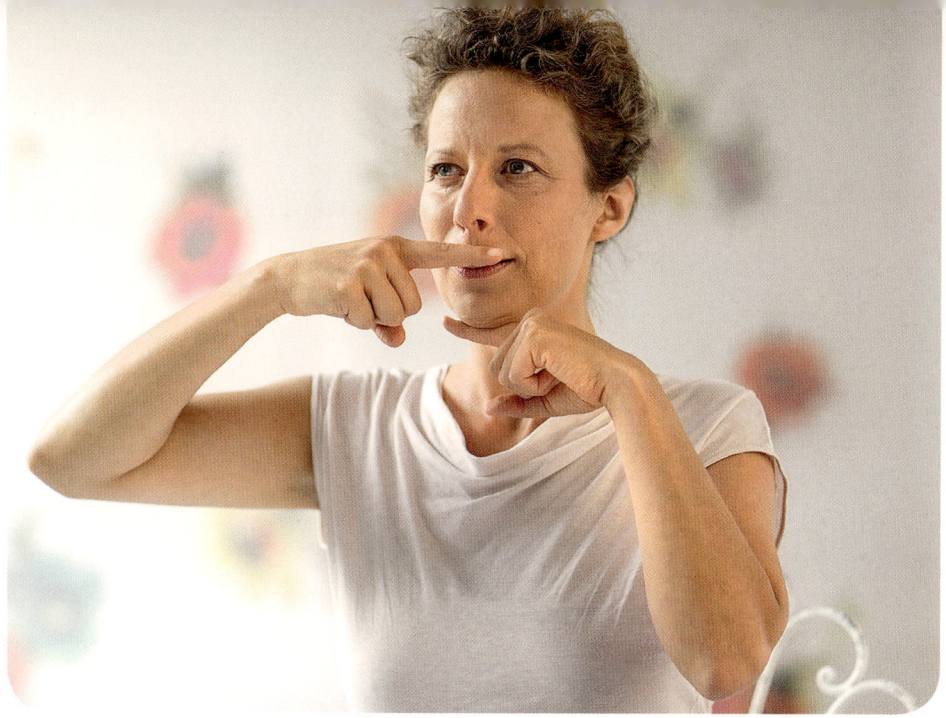

Kräftigung des Mundringmuskels

Bei dieser Übung straffen Sie den Kinnboden und glätten die Oberlippenfältchen.

Legen Sie einen Zeigefinger unter das Kinn, etwa vor dem Halsansatz, und den Zeigefinger der anderen Hand auf den unteren Teil der Oberlippe bzw. auf den Lippenrand. Dann öffnen Sie den Unterkiefer ein wenig gegen den Widerstand des unteren Fingers und straffen gleichzeitig die Oberlippe, indem Sie sie über die oberen Zähne ziehen. Dabei streichen Sie mit dem Zeigefinger auf der Oberlippe zur Nase. Wiederholen Sie 15- bis 20-mal.

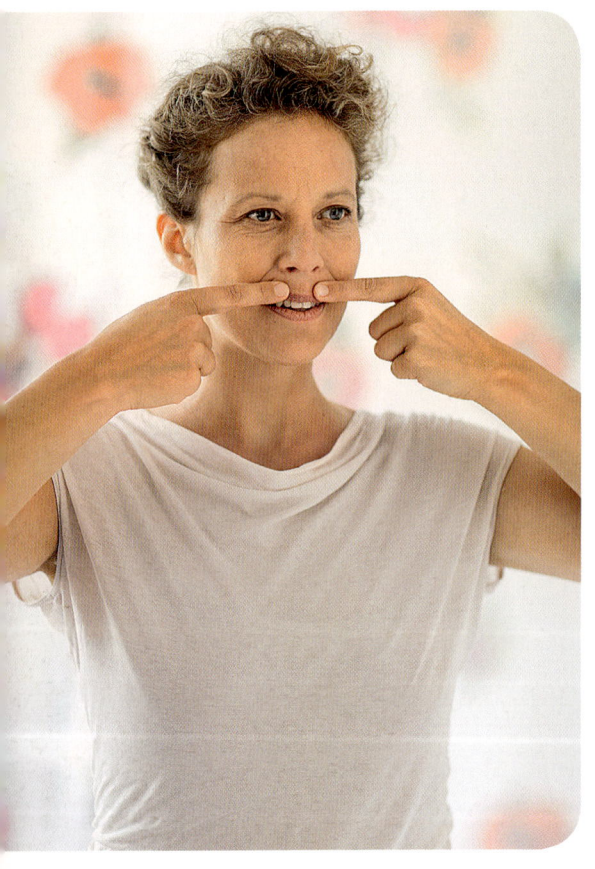

Glätten der Oberlippe

Setzen Sie jetzt die Kuppen der Mittelfinger in die Mitte der Oberlippe und streichen Sie langsam nach außen bis zu den Wangen. Ihr Mund ist dabei leicht geöffnet und die Oberlippe gespannt.

Variation: Sie können auch mit den Mittel- und Zeigefingern ein V formen und dieses über und unter die Lippen legen und zur Seite hin streichen. Wiederholen Sie die Bewegung 10- bis 20-mal. Ziehen Sie am Ende die Finger immer eine Idee nach oben, um einen Impuls in diese Richtung zu geben.

Variation 2: Legen Sie beide Mittelfingerkuppen in die Mitte der Oberlippe und drücken Sie 10–20 Sekunden auf der Stelle. Wandern Sie dann Stück für Stück immer weiter nach außen, bis Sie an den Mundwinkeln angelangt sind. Legen Sie abschließend Ihre Hände auf die Oberschenkel und spüren Sie nach.

Aufpolsterung des Mundringmuskels

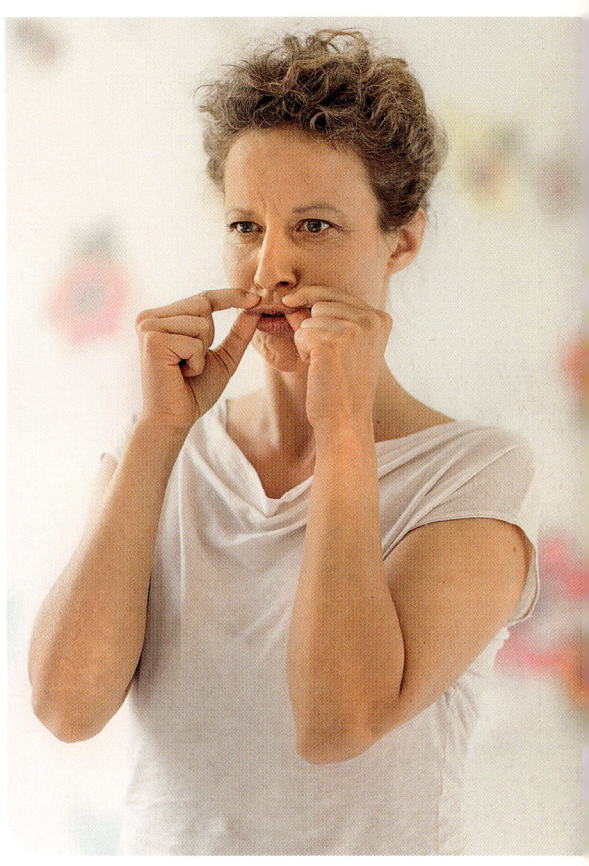

● Nehmen Sie die Oberlippe beidseits zwischen Daumen und Zeigefinger, wobei der Daumen innen platziert wird und die Zeigefinger außen auf der Oberlippe, und zwar im äußeren Drittel. Die vorderen Zeigefingergelenke sind gebeugt. Drücken Sie dann zunächst mit der Kraft des Mundringmuskels gegen die Daumen und halten Sie die Spannung 6–15 Sekunden.

● Nun streichen und glätten Sie die Oberlippe: Streichen Sie mit den Zeigefingern die Oberlippe von oben nach unten aus. Beginnen Sie dabei in der Mitte der Oberlippe und wandern Sie nach außen. Alternativ können Sie bei gleicher Daumenhaltung die Oberlippe mit den Zeigefingern einige Male von der Mitte nach außen ausstreichen.

● Wiederholen Sie die ganze Sequenz 4- bis 6-mal.

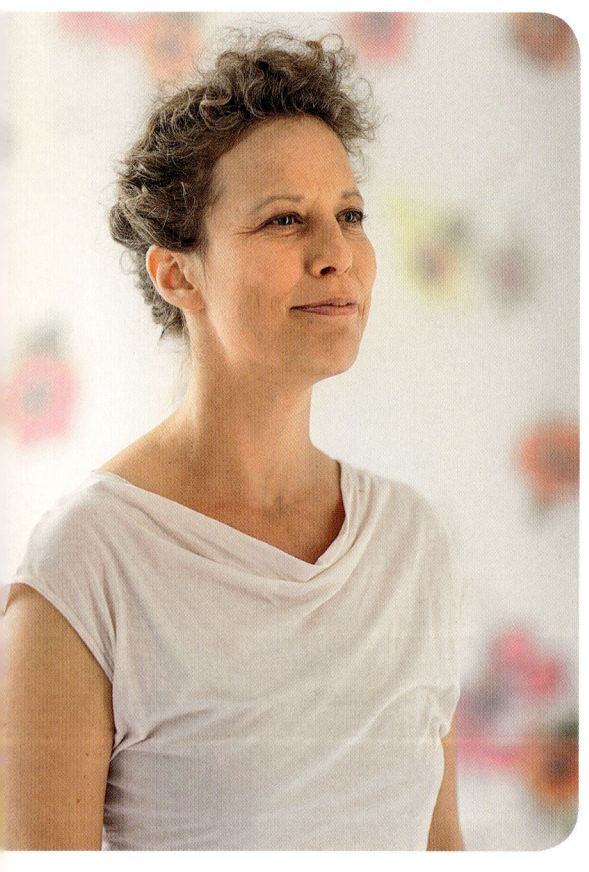

»Summen«

Dies ist eine sehr gute Übung, um die Muskeln von innen her von Verspannungen zu lösen und das Bindegewebe weich zu halten.

● Legen Sie die Lippen breit aufeinander und summen Sie ausatmend ein langes »mmmmmmmhhh«. Wenn dabei Ihre Lippen kribbeln und es im Oberlippenbereich vibriert, ist das super. Summen Sie, so lange Sie ausatmen können und wiederholen Sie dies 4- bis 6-mal.

● Spüren Sie dann gelöst nach und beobachten Sie, was das Summen und Vibrieren im Lippenbereich bewirkt hat.

Zusatz: »Beklöpfeln« Sie beim Summen mit den mittleren Fingern beider Hände die Oberlippe etwas.

Leicht wie ein Vogel

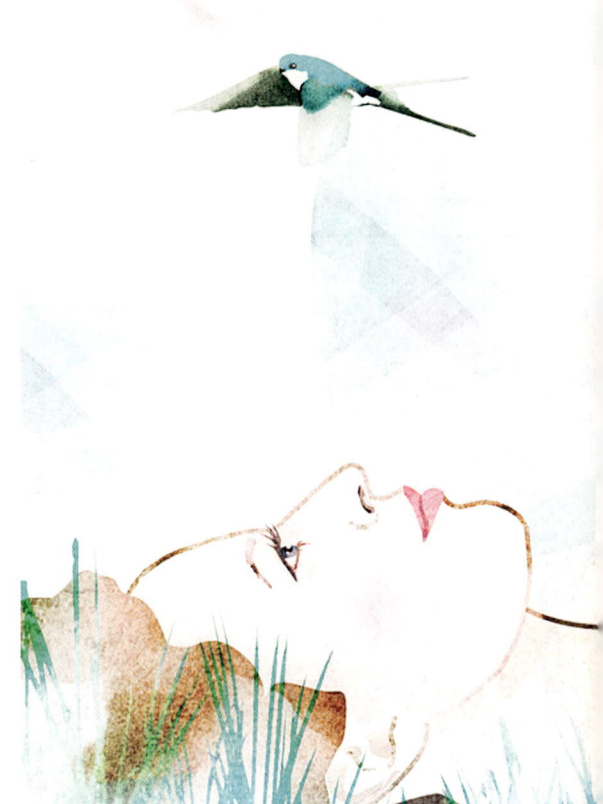

Sie liegen auf einer Wiese, vielleicht mitten in einer herrlichen Blumenwiese, und schauen in den blauen Himmel. Sie genießen die warmen Sonnenstrahlen und hören aus der Ferne Vögel zwitschern. Sie sehen eine Schwalbe hoch über Ihnen flattern, sie schwebt und flattert wieder. Genießen Sie eine Weile dieses ruhige Schweben und fühlen Sie, wie auch Sie schweben, als ob Sie dieser freie Vogel sind. Sie fühlen sich leicht und froh, friedlich und frei. Jedes Mal, wenn der Vogel seine Flügel bewegt, stellen Sie sich vor, wie Ihre Oberlippe leicht und locker flattert. Sie spüren dieses Flattern bis in die Wangen hinein. Ihre Mundwinkel zeigen in einem leichten Lächeln nach oben. Sie fühlen diese leichte, angenehme Bewegung und Durchblutung intensiv in Lippen und Wangen und genießen das prickelnde vitalisierende Gefühl, das sich auf Ihrem ganzen Gesicht ausbreitet.

4. Übungsprogramm: Gegen die Nasolabialfalte

Eine ausgeprägte Nasolabialfalte lässt das Gesicht müde und angespannt aussehen. Mit harmonisierenden Übungen können Sie die Partie glätten und bringen Ihr Gesicht zum Erstrahlen.

Die Nasolabialfalten entstehen c-förmig zwischen Nase und Mund und basieren besonders auf dem häufigen Bewegen des Mundes. Hauptverantwortlicher ist der Oberlippenheber (probieren Sie es aus und heben Sie einen Moment nur die Oberlippe an). Kommen häufige UV-Strahlung (ohne Sonnenschutz) sowie Abbau des Unterhautfettgewebes und nachlassende Produktion von Kollagen bzw. Hyaluronsäure sowie Feuchtigkeitsmangel dazu, prägen sich die Falten immer mehr aus. Auch Wangengewebe, das sich nach unten senkt, spielt dabei eine Rolle.

Leider sorgen die Falten dafür, dass Sie müde, traurig, manchmal sogar wütend aussehen. Hier helfen Übungen, die die Wangen kräftigen und die Mundwinkel anheben, verbunden mit Ausstreichungs- sowie Akupressurgriffen. Auch Entspannungs- und Vorstellungsübungen, mit denen man die Gesichtszüge nach oben zieht, sind hier ganz wichtig. Also ran an die Übungen und her mit der guten Laune. Beginnen Sie stets mit dem Ausklopfen des Gesichts. Am Ende klopfen Sie mit den Mittelfingern 15- bis 30-mal die Nasolabialfalte in ihrem Verlauf aus.

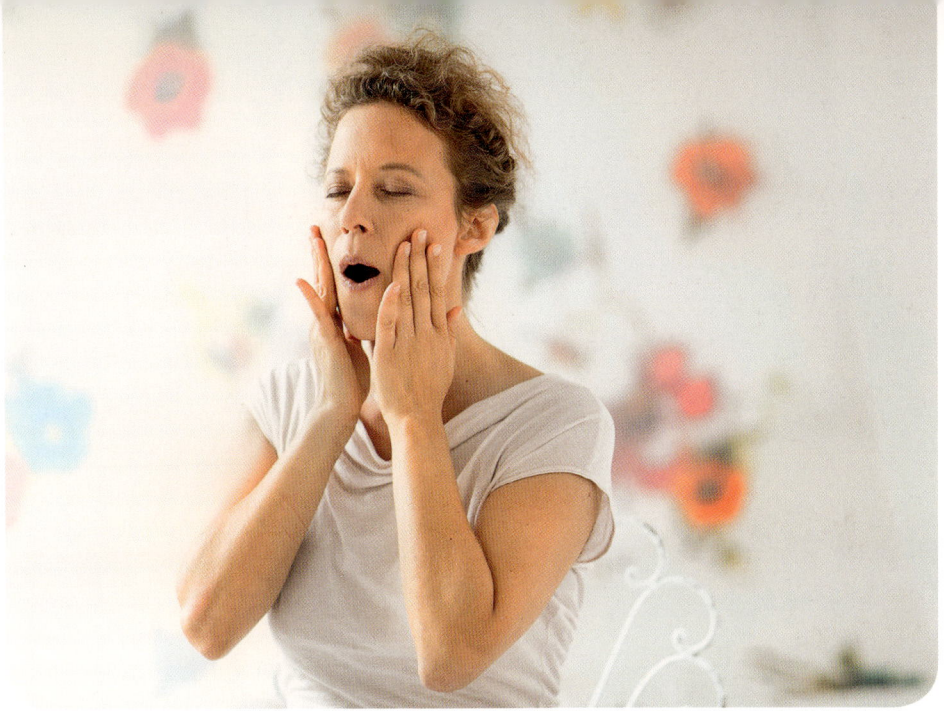

Straffung der Wangen und Ausstreichen

● Schließen Sie zu Beginn die Augen. Legen Sie die mittleren Finger beider Hände an den Unterkieferwinkel. Öffnen Sie den Mund, indem Sie ein O formen und achten Sie darauf, dass im Oberlippenbereich keine Fältchen entstehen.

● Streichen Sie nun mit den Fingern sanft am Ohr vorbei langsam nach oben bis zu den Schläfen. Beim nächsten Mal setzen Sie die Finger weiter zur Wangenmitte an. Wandern Sie immer etwas mehr in Richtung Mundwinkel. Streichen Sie nur noch bis zu den Jochbeinen. Am Schluss streichen Sie einige Male über die Nasolabialfalte bis zur Nasenmitte.

● Legen Sie abschließend Ihre Hände gelöst auf die Oberschenkel und spüren Sie nach. Wiederholen Sie das Ganze 2- bis 4-mal, gerne auch öfters. Sie können diese Übung auch nutzen, um Ihr Gesicht sanft mit einer Feuchtigkeitscreme zu massieren.

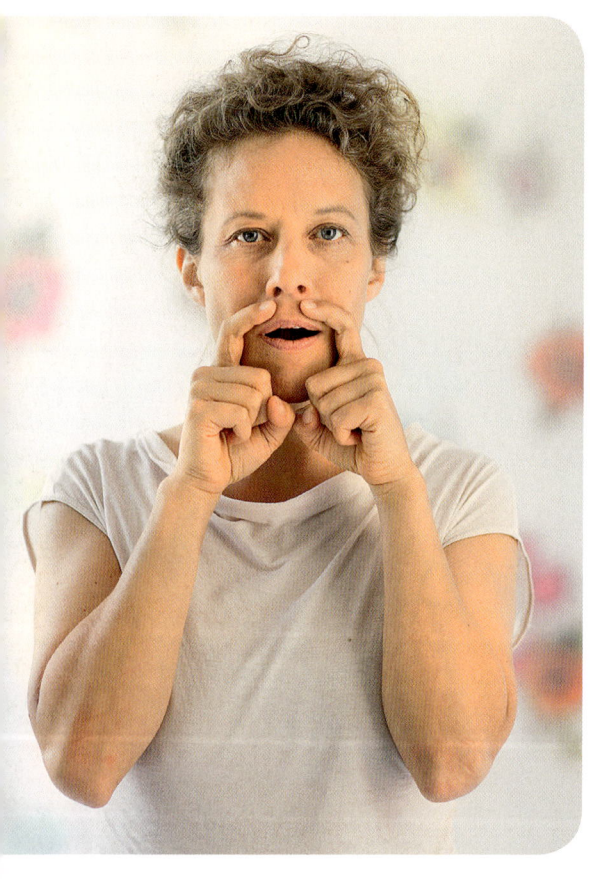

Kräftigung von Wangen und Oberlippe

● Diese Übung fällt Ihnen zunächst sicher vor einem Spiegel leichter. Legen Sie beide Zeigefinger genau auf den gebogenen Verlauf der Nasolabialfalte neben den Mundwinkeln. Die Daumen legen Sie unter das Kinn. Öffnen Sie dann den Mund und formen Sie die Lippen zu einem O.

● Drücken Sie nun Ober- und Unterlippe gegen die Zähne und ziehen Sie die Mundwinkel nach innen, aber ohne Bewegungsausschlag. Achten Sie darauf, dass dabei keine Falten entstehen. Der Trompetermuskel neben den Mundwinkeln kann den Faltenbereich aufpolstern. Halten Sie die Anspannung für 6–10 Sekunden und entspannen Sie danach wieder.

● Wiederholen Sie die Übung 4- bis 6-mal, gerne auch öfters, wenn Sie ein rasches Ergebnis erzielen wollen. Und nicht vergessen: Auch die Entspannungsphasen sind wichtig.

Kräftigung und Aufpolsterung der Wangen

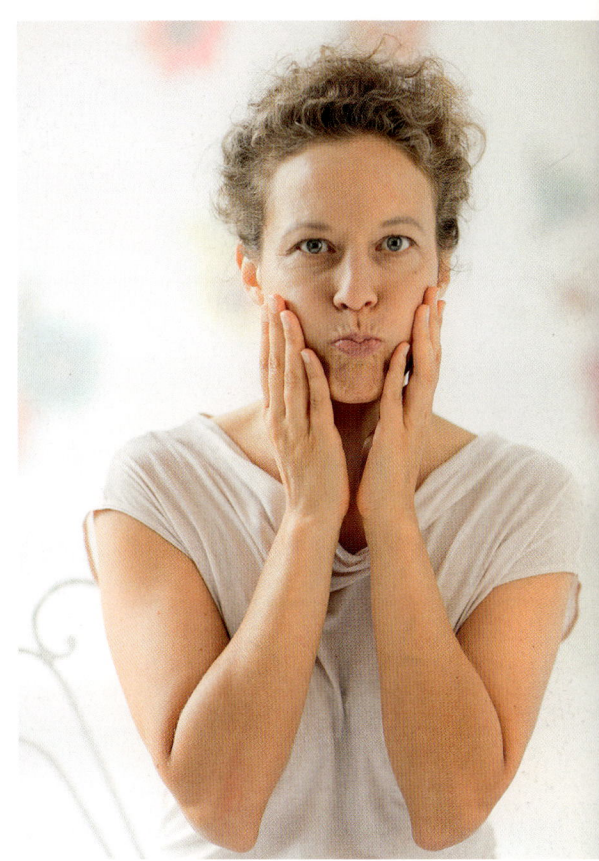

● Blasen Sie die Wangen und den Oberlippenbereich auf, sodass die Haut im Oberlippenbereich glatt ist. Schieben Sie dann die Luft einige Male fließend von einer Wangenseite über die Oberlippe zur anderen Wange. Spüren Sie nach.

● Blasen Sie wieder die Wangen und die Oberlippe auf und beklopfen Sie mit den flachen Fingern beider Hände die aufgeblasenen Wangen, während Sie gleichzeitig die Luft langsam ausströmen lassen. Wiederholen Sie dies 4- bis 6- mal und spüren Sie entspannt nach.

● Lassen Sie nun Ihre Zunge im Mund wandern. Kreisen Sie sie zuerst 2- bis 4-mal in eine Richtung, dann in die andere. Dadurch können Sie von innen die Wangen- und Mundmuskulatur von Anspannungen lösen.

Variation: Streichen Sie mit der Zunge einige Male die Oberlippe innen aus. Dann streichen Sie die rechte, dann die linke Wange mit Bewegungen nach oben und unten aus. Spüren Sie gelöst nach.

Perlende Bläschen

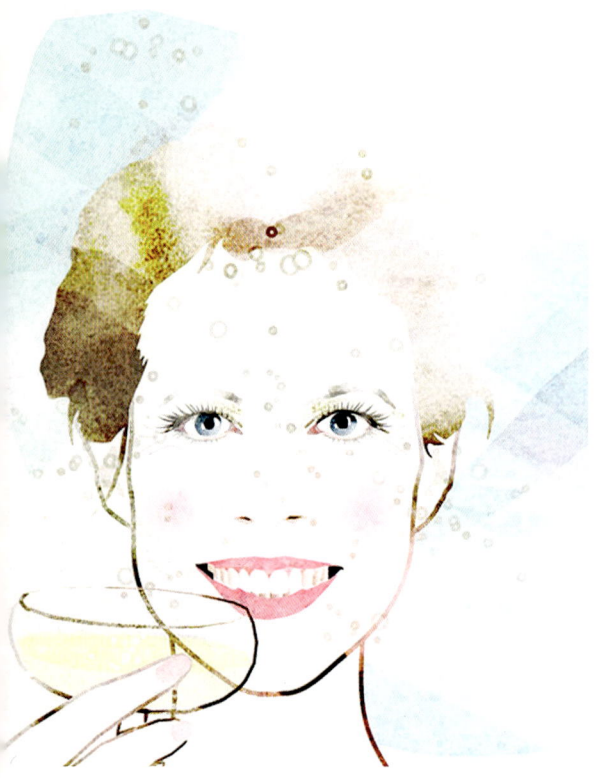

Stellen Sie sich vor, Sie sitzen an einer Poolbar. Sie feiern ein ganz besonderes Fest. Sie sehen ein Glas mit frischem perlendem Sekt vor sich stehen und konzentrieren sich auf die aufsteigenden feinen Bläschen, die an der Oberfläche platzen. Die Kohlensäure im Glas sorgt für das Prickeln, auf das Sie sich jetzt besonders konzentrieren. Sie sehen diese Bläschen und spüren das Prickeln förmlich in Ihrem Mund: überall, im gesamten Mundbereich. Es prickelt in den Lippen, im Oberlippenbereich und im Wangenbereich … überall, auch gerade unter den Oberlippenfältchen und unter der Nasolabialfalte. Genießen Sie dieses Prickeln und Perlen in Ihrem Mund und spüren Sie, wie die Fältchen darüber aufgepolstert und geglättet werden und die Lippen sich voller anfühlen.

Zupfmassage

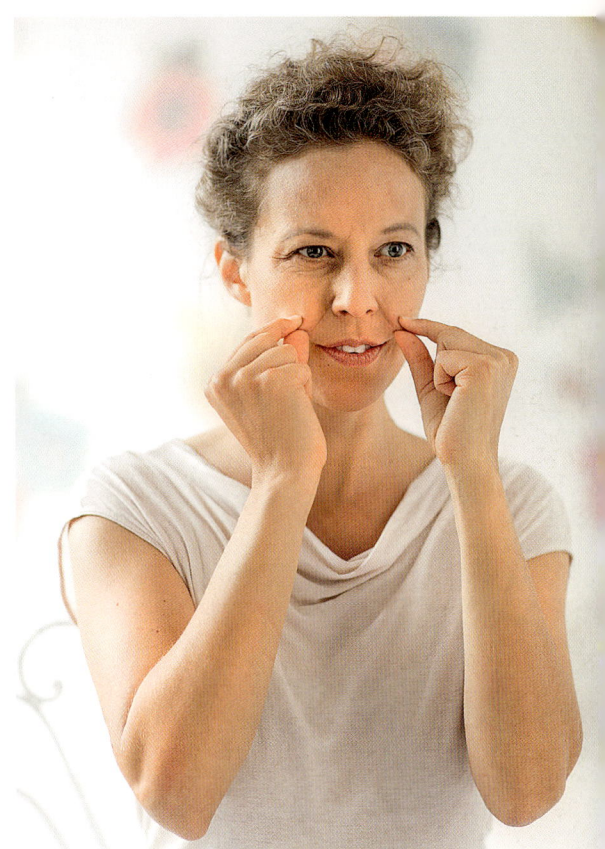

● Zupfen kräftigt das Bindegewebe: Führen Sie mit den gebeugten Zeigefingern und Daumen eine Zupfmassage genau über der Nasolabialfalte vom Kinn bis zu den Nasenflügeln durch. Beginnen Sie unten am Kinn und wandern Sie Stück für Stück bis zu den Nasenflügeln.

● Sie können beide Falten gleichzeitig behandeln, Sie können aber auch eine Seite nach der anderen zupfen. Nehmen Sie dabei immer ein bisschen Haut zwischen Daumen und gebeugtem Zeigefinger. Kneifen Sie die Haut ein wenig und lassen sie wieder los. Beginnen Sie stets am Kinn und wandern Sie nach oben. Wiederholen Sie den Vorgang 4- bis 6-mal auf jeder Seite.

Variation: Sie können auch, wenn Sie möchten, die ganzen Wangen abzupfen, auch hier gilt: immer von unten nach oben vorgehen.

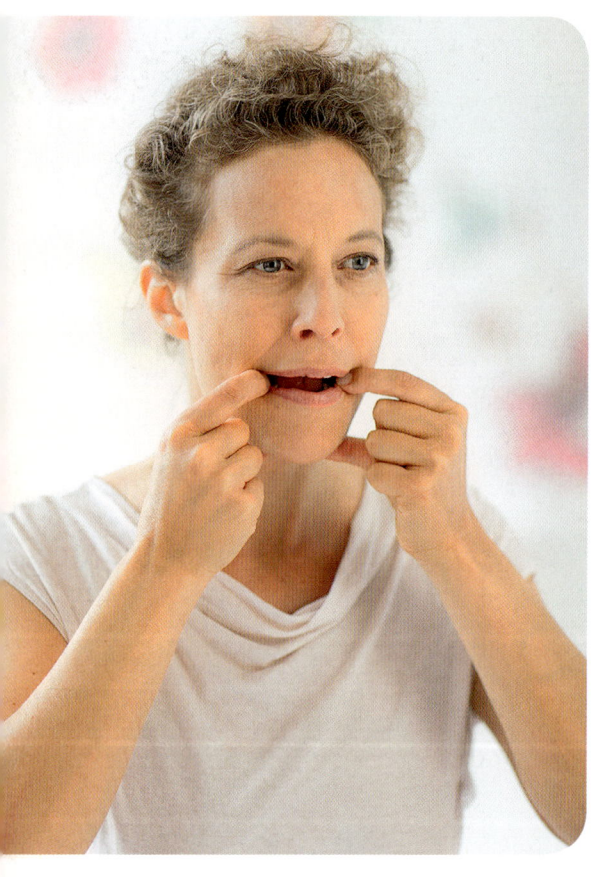

Aufpolsterung der Nasolabialfalte

● Legen Sie bei leicht geöffnetem Mund die vorderen Zeigefingerglieder rechts und links in die Mundwinkel. Versuchen Sie, diese nun gegen den Widerstand der Finger nach innen zu ziehen, allerdings ohne Bewegungsausschlag.

● Halten Sie die Spannung 6–10 Sekunden und lassen Sie dann locker.

● Wiederholen Sie die Übung 4- bis 6-mal und achten Sie stets darauf, dass Sie die Oberlippe nicht kräuseln, sondern dass diese glatt bleibt.

Variation: Gehen Sie wie beschrieben vor, allerdings streichen Sie nun gleichzeitig mit den Daumen neben den Mundwinkeln im Nasolabialfaltenbereich einige Male von unten nach oben. Klopfen Sie danach leicht Ihre Wangen aus.

Ausstreichen der Nasolabialfalte

Lassen Sie die Zunge im Mund einige Male nacheinander in beide Richtungen kreisen.

Variation 1: Bewegen Sie die Zunge rechts und links im Mund nach oben und unten – genau im Bereich der Nasolabialfalte. Führen Sie die Übung 10- bis 30-mal rechts und 10- bis 30-mal links aus. Streichen Sie dann mit der Zunge die Oberlippe von innen hin und her aus.

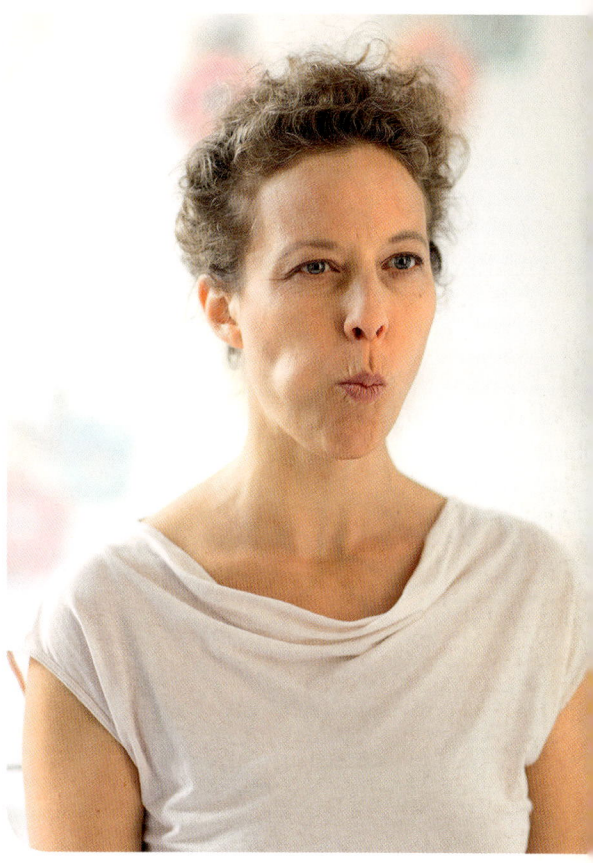

5. Übungsprogramm: Für wache Augen

Bildschirmarbeit, trockene Luft und Stress – schon kneifen wir die Augen zusammen. Ruhepausen und entspannende Übungen geben uns einen frischen Blick zurück.

Konzentriertes Arbeiten, grelles Licht und Stress lassen uns immer wieder die Augen zusammenkneifen. Schlaf- und Sauerstoffmangel, zu trockene Raumluft, zu geringe Flüssigkeitsaufnahme und vor allem ein schwacher Lymphfluss tun ihr übriges und führen oft zu Augenringen, Tränensäcken und geschwollenen Lidern.

Ganz wichtig ist es jetzt, den Lymphfluss anzuregen. Die Lymphe wird ausschließlich von der Muskeltätigkeit angeregt. Deshalb sind sanfte Augenübungen wichtig. Übungen, die die Haut elastisch halten, fördern die Durchblutung und versorgen die Haut mit frischem Sauerstoff und Nährstoffen. Kälte ist bei Fältchen im Augenbereich ein weiterer wertvoller Tipp. Denn Kälte zieht das Gewebe zusammen, wodurch Stauungen abgebaut werden. In diesem Fall ist es gut, immer Kühlbrillen oder Kältepads im Kühl- oder Gefrierschrank bereit zu haben. Aber auch gekühlte Teelöffel verfehlen ihre Wirkung nicht. Wenn Sie mit vier Teelöffeln arbeiten, können Sie immer zwei zur Seite legen, sodass diese für die nächste Übung frisch gekühlt sind.

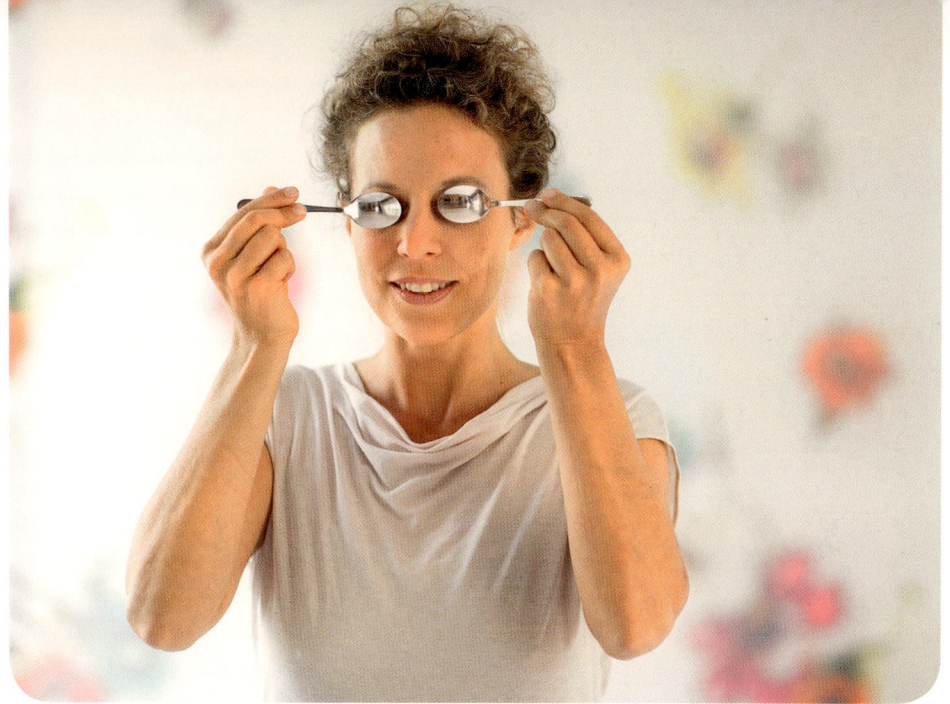

Entspannung und Lösen von Schwellungen

Blinzeln Sie zuerst einige Male mit den Augen, sodass der Tränen- und Lymphfluss angeregt und Wassereinlagerungen deutlich schneller abgebaut werden. Legen Sie dann zwei Teelöffel quer mit der runden Seite für 20–30 Sekunden auf die geschlossenen Augen. Wenn die Löffel lauwarm werden, legen Sie sie zur Seite und nehmen Sie zwei frisch gekühlte.

Variation: Legen Sie die Teelöffel nicht quer, sondern senkrecht mit der bauchigen Seite auf die inneren Augenwinkel und lassen Sie sie dort 10–30 Sekunden liegen. Wandern Sie dann Stück für Stück langsam nach außen bis zu den äußeren Augenwinkeln und verharren Sie immer wieder einige Sekunden. Wechseln Sie die Teelöffel bei Bedarf.

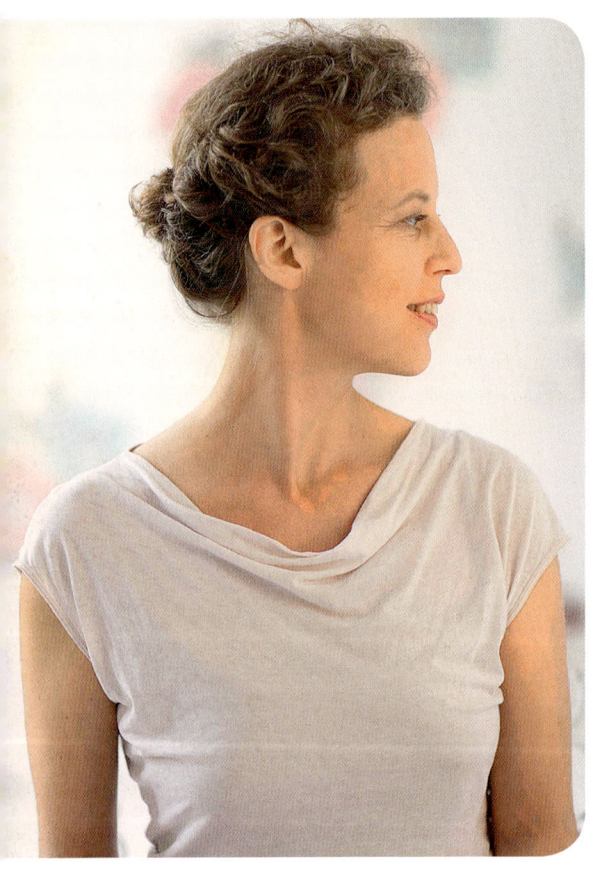

Entspannung von Nacken und Augen

● Setzen Sie sich aufrecht auf das vordere Drittel eines Stuhls und legen Sie die Handrücken auf den Oberschenkeln ab. Stellen Sie sich vor, dass Sie eine Prinzessin sind und eine Krone auf dem Kopf balancieren. Stolz strecken Sie Ihren Nacken, die Schultern sind entspannt.

● Machen Sie mit geschlossenen Augen minimale Nickbewegungen, um die Nackenmuskeln zu lockern; etwa für 30 Sekunden. Dann öffnen Sie die Augen und schauen weit nach oben, legen Sie Ihren Kopf aber nicht in den Nacken.

● Drehen Sie den Kopf langsam so weit wie es Ihnen möglich ist nach links und schauen aus den Augenwinkeln hinter sich. Achten Sie darauf, das Kinn nicht anzuheben, sondern eher ein bisschen zu senken. Blinzeln Sie mit den Augen.

● Drehen Sie den Kopf zurück und spüren Sie mit geschlossenen Augen entspannt nach. Wiederholen Sie die Bewegung nun zur anderen Seite. Führen Sie die Übung zu jeder Seite 3- bis 4-mal aus.

Anregung des Lymphstroms

Die Lymphe verläuft immer von der Mitte des Gesichts nach außen. Um den Lymphstrom anzuregen, beginnen Sie deshalb an den inneren Augenwinkeln unter den Augen.

● Legen Sie die Löffel neben der Nase unter die Augen und streichen Sie auf Höhe des Jochbeins langsam einige Male nach außen bis zum Haaransatz. Verharren Sie auf jeder Stelle für ein paar Sekunden.

● Am Ende streichen Sie mit den Löffeln am Hals entlang nach unten in Richtung Schlüsselbein.

Variation: Klopfen Sie leicht mit den Teelöffeln von den inneren Augenwinkeln neben der Nase (auf Höhe der Jochbeine) nach außen bis zu den Ohren.

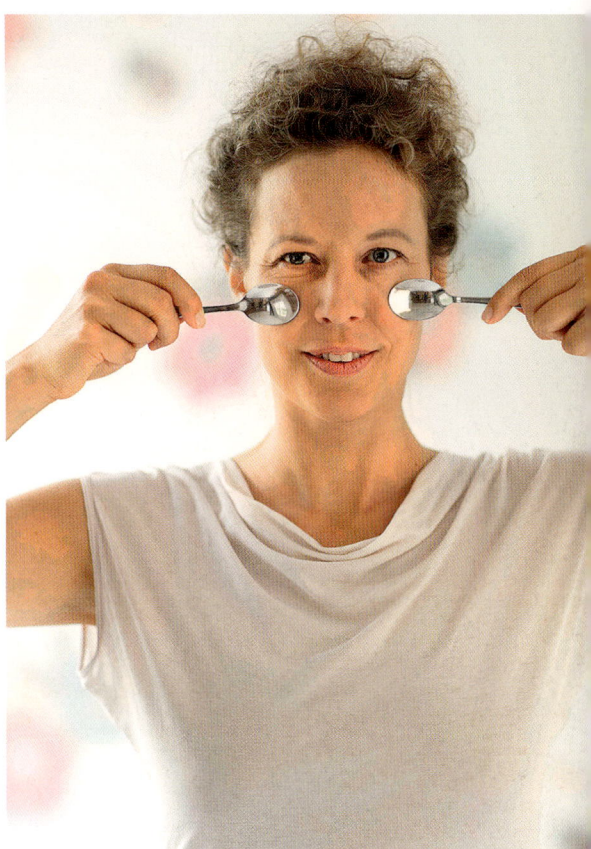

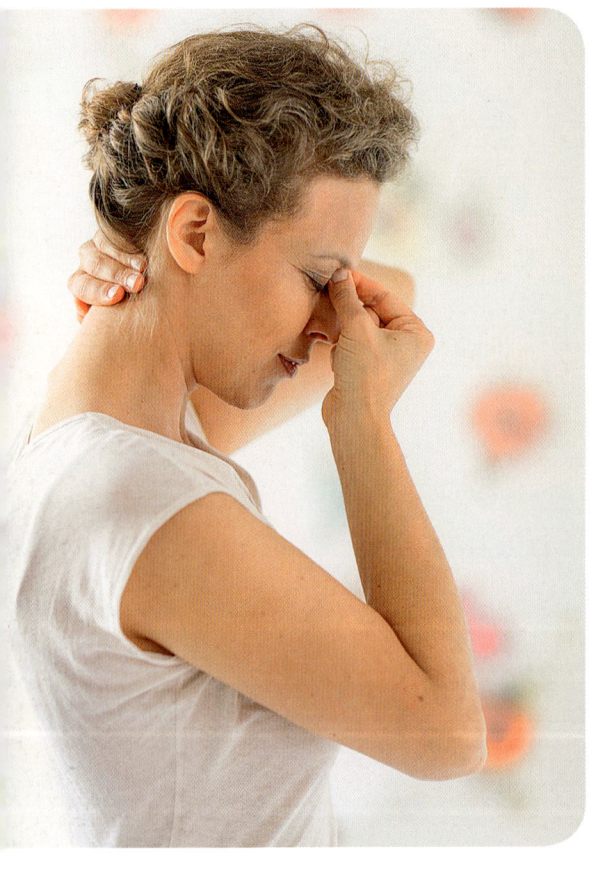

Ein entspannter Nacken

● Beugen Sie den Kopf etwas nach vorne und legen Sie die linke flache Hand an die Stelle, wo die Halswirbelsäule in den Kopf übergeht. Gleichzeitig platzieren Sie die Kuppen von Daumen und Mittelfinger der rechten Hand rechts und links an den Nasenrücken auf Höhe der inneren Augenwinkel.

● Während die linke Hand einen Zug nach oben in Richtung Scheitel ausübt, drücken Sie mit Daumen und Mittelfinger der anderen Hand die Akupressurpunkte am Nasenrücken für 10–30 Sekunden. Spüren Sie dann kurz nach.

● Wechseln Sie dann die Hände und führen Sie die Übung nochmals aus.

● Achten Sie darauf, dass der Mund weich geöffnet ist und lassen Sie den Atem gelöst fließen. Die Augen können Sie währenddessen entspannt schließen.

Erfrischte Augen

Dies ist eine erstklassige Übung für müde Augen und Augenmuskeln. Sie macht trockene Augen wieder feucht und regt durch die Muskelbewegung den Lymphfluss an. Beim Blinzeln bzw. der dazugehörigen Muskelbewegung wird die Tränenflüssigkeit, die von den Tränendrüsen am oberen Augenlid gebildet wird, wie ein feuchter Film im Auge verteilt. Mit jedem Lidschlag wird der Tränenfilm erneuert.

Öffnen Sie die Augen weit und blinzeln Sie in kleinen Bewegungen. Stellen Sie sich dabei vor, Ihre Augenlider sind Schmetterlingsflügel. Schließen Sie nach einigen Bewegungen die Augen und entspannen Sie. Wiederholen Sie die Übung 4- bis 6-mal.

Variation: Legen Sie zwei kühle Teelöffel mit der runden Seite genau neben die Augenwinkel und schieben Sie sie einen Millimeter nach außen. Blinzeln Sie dann und erspüren Sie dabei Ihren äußeren Augenringmuskel. Kälte und Muskelspannung wirken nun als Duo.

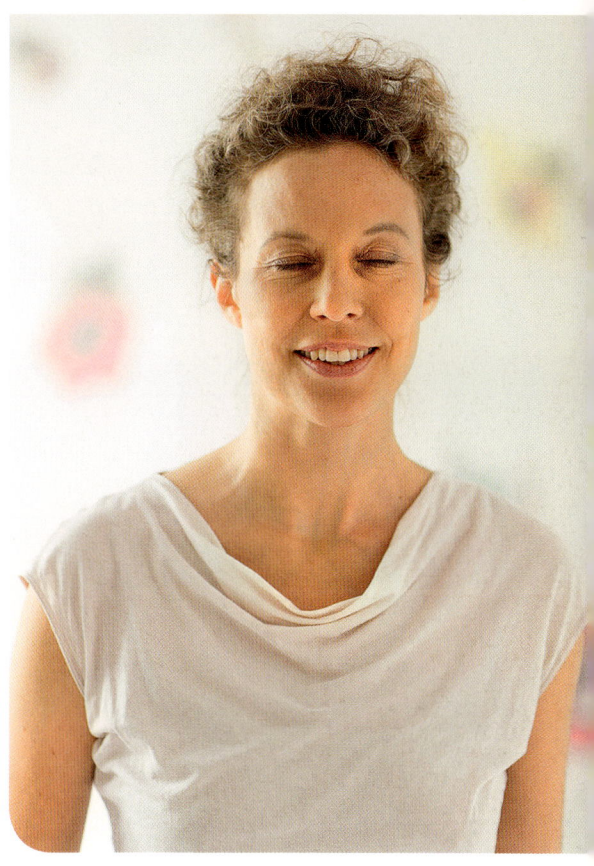

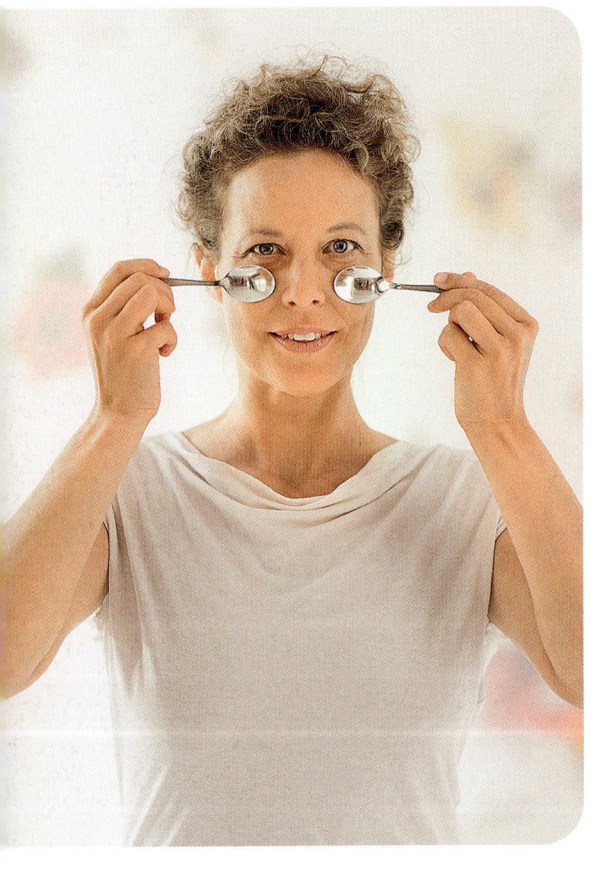

Gegen Augenfältchen

Legen Sie zwei Teelöffel auf die Jochbeine unter den Augen, und zwar genau unter den Pupillen bei geradeaus blickenden Augen. Nun stellen Sie sich vor, dass Sie in die Sonne schauen und versuchen die unteren Augenlider (nur diese) sanft hochzuziehen und wieder locker zu lassen. Wiederholen Sie die Bewegung 6- bis 10-mal und entspannen Sie dann die Augen.

Erspüren Sie dabei die Anspannung in dem unteren Augenringmuskel. Durch die Bewegung dieses Muskels wird die Haut in diesem Bereich gekräftigt und besser durchblutet und der Lymphstrom wird angeregt. Beklopfen Sie am Ende der Übung die bearbeiteten Stellen sanft mit den Löffeln.

Gestraffte Oberlider

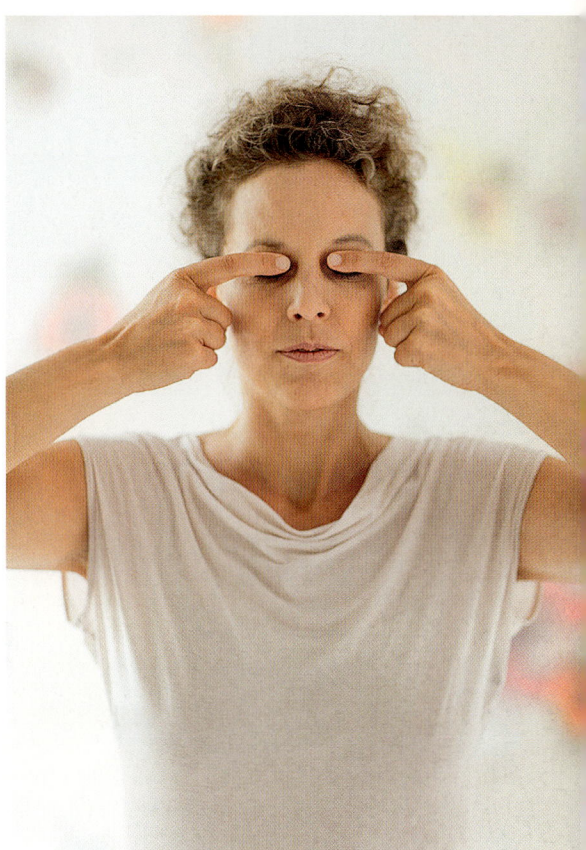

● Schließen Sie die Augen und legen Sie die Zeigefinger locker auf die Oberlider. Versuchen Sie, diese gegen den Widerstand der Finger zu öffnen und halten Sie diese Spannung 10–20 Sekunden. Abschließend legen Sie die Hände auf den Oberschenken ab und spüren nach. Stellen Sie sich dabei vor, die Augen schwimmen in einem sauberen klaren Teich mit Seerosen.

● Legen Sie dann beide Mittelfinger an die Außenseite der Augenwinkel, etwa eine Daumenbreite neben den Augenhöhlenrand in die kleine Mulde. Auf dieser Stelle drücken Sie 20–30 Sekunden, wenn Sie möchten, können Sie die Finger leicht kreisen.

● Spüren Sie der gesamten Übung nach und wiederholen Sie sie 4- bis 6-mal.

6. Übungsprogramm: Für einen entspannten Kiefer

Feste Wangen strahlen Vitalität aus. Die Straffung der Haut im Wangen- und Kieferbereich ist deshalb wichtig, aber auch: Ein kleines Lächeln auf Ihren Lippen.

Gerade der Kieferbereich ist für die Gesichtsharmonie von großer Bedeutung. Stress, Leistungsdruck und andere Probleme lassen den Menschen so gut wie immer die »Zähne zusammenbeißen«. Dadurch spannen sich die Kaumuskeln dauerhaft zu stark an und verhindern eine gute Durchblutung sowie einen gelösten Gesichtsausdruck. Außerdem können Verspannungen im Kiefergelenksbereich über Nervenbahnen und Meridiane Schmerzen im ganzen Körper verursachen. Menschen, die Ihre Arbeit »verbissen« ausführen, die sich hoch konzentrie-

ren oder auch Menschen, die bei harter Arbeit die Zähne zusammenpressen, ärgern sich oft über »Hamsterbäckchen«. Das liegt daran, dass der Kaumuskel übermäßig angespannt wird. Dieser verstärkt seine Muskelfasern und polstert die Wangen zu stark auf. Manchmal liegt es aber auch einfach an einer Veranlagung. In jedem Fall ist es sinnvoll, den Kaumuskel zu entspannen. Ein schönes Gesicht, Gesichtsharmonie und ein entspannter, gelöster Kieferbereich gehören immer zusammen.

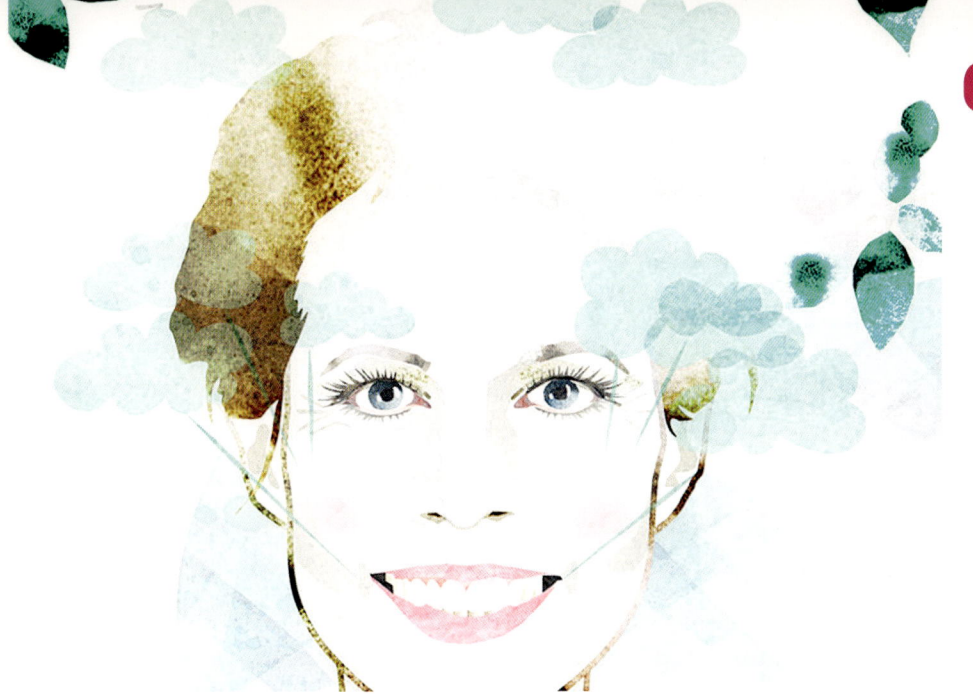

Wangen als Wölkchen

Stellen Sie sich vor, Sie sitzen aufrecht unter Ihrem Lieblingsbaum. Sie spüren einen angenehmen Windhauch überall auf Ihrer Haut. Die Sonne scheint in Ihr Gesicht und erwärmt die Muskeln. Die Anspannungen im Kiefer- und Wangenbereich lösen sich langsam auf. Ihr Unterkiefer hängt an Ihrem Schädelknochen gelöst nach unten, besonders im Kiefergelenksbereich. Dadurch liegen Ihre Lippen weich aufeinander, die Zähne berühren sich nicht und Sie lächeln sich an diesem schönen Frühlingstag innerlich freudig selber zu. Ihre Wangen werden jetzt ganz leicht, als ob sie zu kleinen Wölkchen werden. Die Wangen und die Mundwinkel schweben nun mit diesen Wölkchen frei und unbeschwert nach oben. Auch hinten im Nacken befinden sich kleine Wölkchen, die den Hinterkopf leicht anheben und schweben lassen. Geben Sie sich diesem Vorstellungsbild so lange Sie mögen hin und lassen Sie dabei den Atem gelöst fließen.

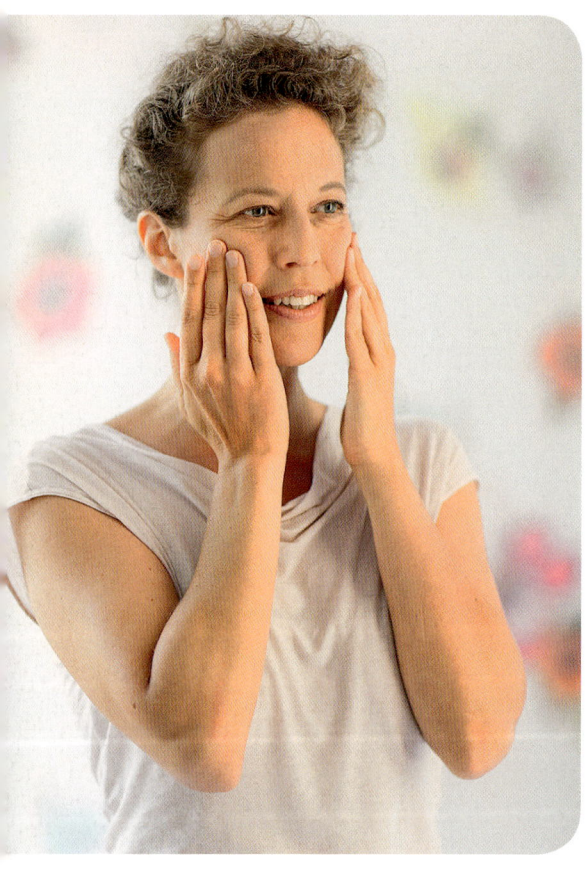

Entspannte Wangen

● Legen Sie die flachen Finger auf die Wangen und öffnen Sie den Mund ein wenig, sodass die Wangenmuskeln entspannt sind. Die Mittel- und Ringfingerkuppen befinden sich etwa in Höhe der Jochbeinknochen.

● Führen Sie nun für ca. 15–30 Sekunden mit den Fingern langsame pulsierende bzw. pumpende Bewegungen aus.

● Legen Sie dann die Finger ein wenig weiter außen auf die Wangen und wiederholen Sie die Bewegung. Wandern Sie so immer weiter in Richtung Ohren. Am Ende der Übung befinden sich die Finger vor den Ohrläppchen.

● Streichen Sie abschließend mit den Fingern 3- bis 6-mal langsam pumpend am Hals bis zum Schlüsselbein hinab, um die Lymphe abzuleiten.

● Legen Sie dann die Hände auf den Oberschenkeln ab und spüren Sie entspannt nach. Wiederholen Sie die Übungsfolge 4- bis 6-mal.

Verfeinerung des Kaumuskels

Die Dehnung des Kaumuskels wirkt lösend, im Wangenbereich schlank machend und durchblutungsfördernd.

Legen Sie die flachen Finger auf die Wangen vor den Ohren. Ziehen Sie dann Ober- und Unterlippe über die Zähne und öffnen Sie Ihren Mund weit. Halten Sie die Dehnung 10–15 Sekunden. Schließen Sie dann den Mund und legen Sie die Hände auf den Oberschenkeln ab. Spüren Sie gelöst nach. Stellen Sie sich bewusst und bildlich vor, wie der dicke Kaumuskel schlank und fein wird; der Mund bleibt dabei leicht und entspannt geöffnet. Wiederholen Sie 4- bis 6-mal.

Variation: Legen Sie die Mittelfinger beider Hände in die Kuhlen der Kiefergelenke vor den Ohren und führen Sie die gleiche Übung aus. Dies entlastet die Kiefergelenke. Spüren Sie bewusst nach.

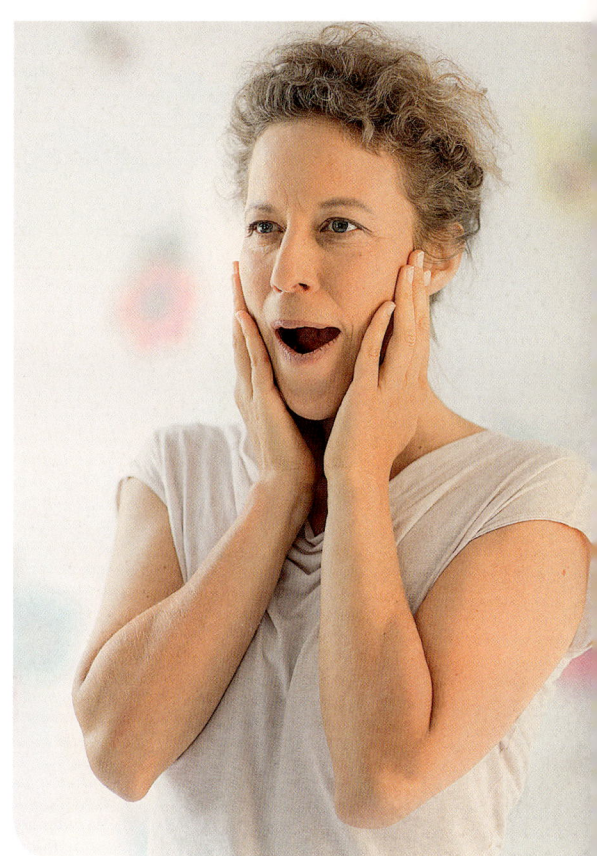

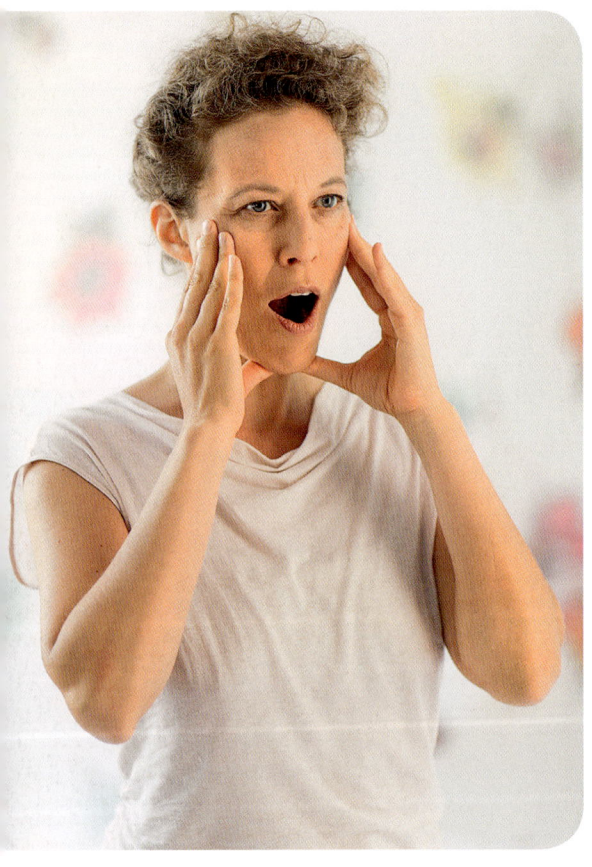

Gedehnte Kaumuskeln

● Beugen Sie den Kopf leicht nach vorne und legen Sie die drei mittleren Finger flach über oder auf die Jochbeinknochen vor den Ohren, die Daumen mittig unter das Kinn. Öffnen Sie dann den Mund langsam gegen den Widerstand der Daumen, so weit wie möglich.

● Halten Sie diese Mundposition, durch die der Kaumuskel gedehnt wird, 6–10 Sekunden. Schließen Sie dann den Mund bis auf einen kleinen Spalt wieder.

● Beim nächsten Öffnen platzieren Sie die Daumen etwas weiter außen unter dem Kinn. Wiederholen Sie die Übung 4-mal und legen Sie die Daumen jedes Mal ein klein wenig weiter nach außen. Abschließend legen Sie die Hände ab und spüren entspannt nach.

Variation: Legen Sie die Mittelfinger beider Hände wie oben vor die Ohren und die Daumen unter das Kinn in der Mitte. Streichen Sie dann beim Öffnen des Mundes mit den Daumen unter dem Kinn nach außen bis unter die Ohren.

Entspannte Kaumuskeln

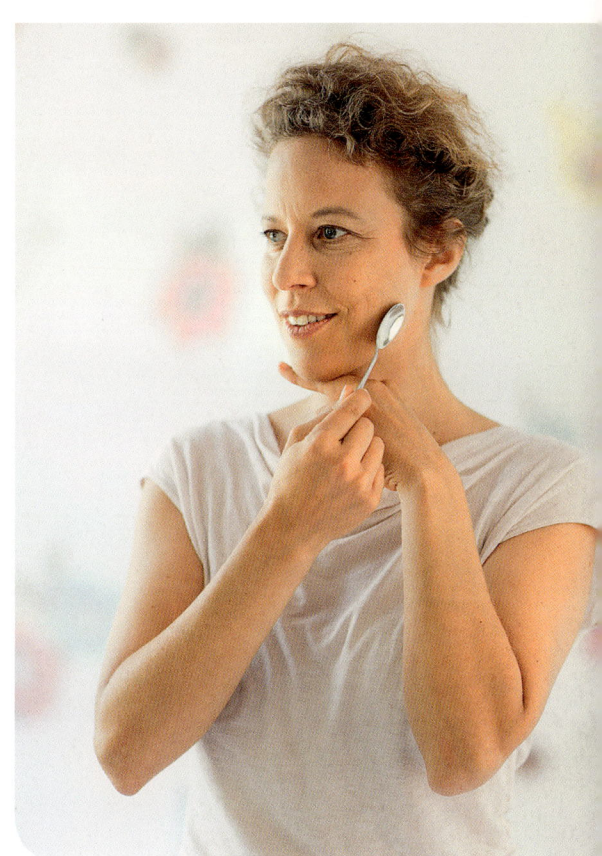

- Nehmen Sie den Stiel eines Teelöffels in die rechte Hand und legen Sie die Zeige- und Mittelfinger der linken Hand unter das Kinn. Drehen Sie dann den Kopf ein wenig nach rechts und beklopfen Sie den unteren linken Kinnrand mit dem Teelöffel vom Kinn zum Kieferwinkel und dann etwas nach oben bis zu der Kiefergelenksgrube vor dem Ohr.

- Wiederholen Sie das Klopfen 6- bis 10-mal und wechseln Sie dann die Seite. Achten Sie darauf, dass die Lippen weich geöffnet sind und der Mund nicht zusammengekniffen ist.

Variation: Legen Sie wieder Zeige- und Mittelfinger der einen Hand unter das Kinn und führen Sie dann kleine Klopf-Streichbewegungen mit dem Löffel von unten nach oben aus. Beginnen Sie dabei neben den Mundwinkeln und beenden Sie die Bewegung vor dem Ohr. Es geht bei der Übung nur um ganz kleine Bewegungen mit dem Löffel an der unteren Wangenseite.

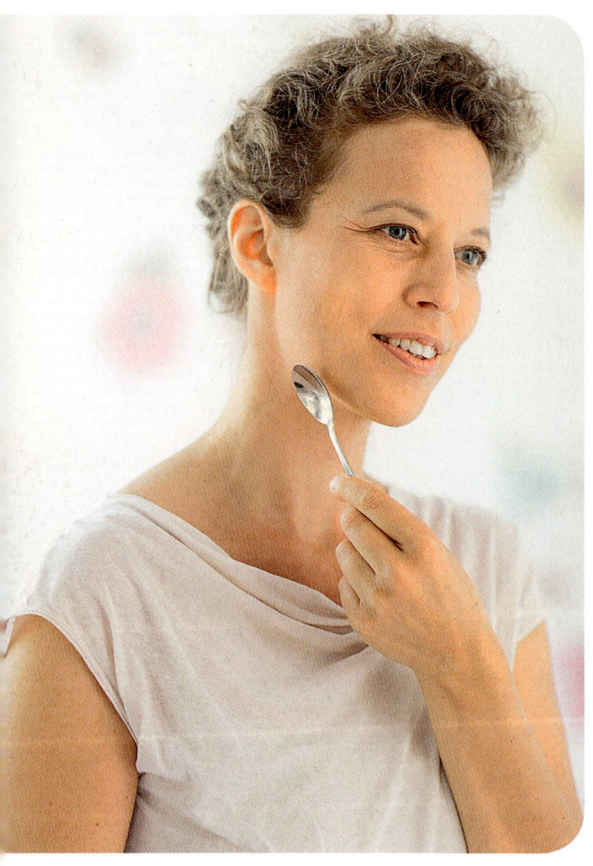

Gegen Hamsterbäckchen

● Nehmen Sie zwei Teelöffel. Legen Sie den linken Teelöffel mit seiner bauchigen Seite unter den rechten Kinnrand. Am Besten neigen Sie den Kopf ein klein wenig nach links. Lassen Sie zunächst den Teelöffel 6–10 Sekunden auf der Stelle liegen, sodass die Kälte des Löffels wirken und sich die Haut dort zusammenziehen und straffen kann. Klopfen Sie danach die Stelle für 10–15 Sekunden mit dem Teelöffel ab.

● Legen Sie die linke Hand auf dem Oberschenkel entspannt ab und führen Sie die Übung mit der rechten Hand am linken Unterkiefer aus.

● Anschließend führen Sie die gleiche Sequenz noch einmal durch, wobei der jeweilige Teelöffel jetzt nicht am Kinnboden, sondern eine Stufe höher, nämlich über dem Unterkieferast am Ansatz des Kaumuskels liegt. Mit etwas Übung können Sie auch beide Seiten gleichzeitig mit je einem Teelöffel in einer Hand beklopfen.

Für entspannte Kiefergelenke

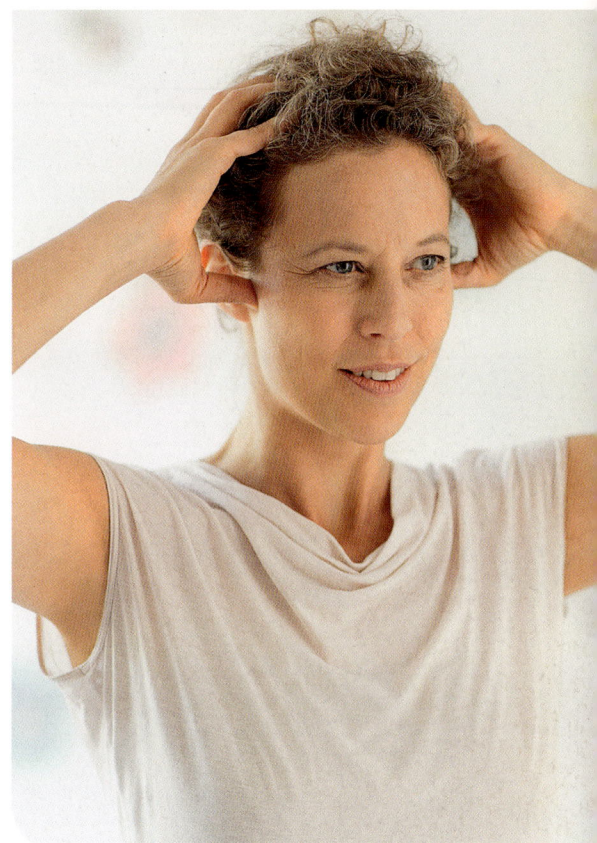

- Legen Sie die acht mittleren Finger Ihrer Hände gespreizt in die Haare auf die Kopfhaut und die Daumen in die Kuhlen der Kiefergelenke vor den Ohren.

- Führen Sie zuerst mit den Daumen in den Kuhlen der Kiefergelenke kleine feste pumpende Bewegungen nach unten aus. Dadurch lösen Sie Spannungen im Kiefergelenksbereich.

- Danach streichen Sie mit den Daumen über die Kaumuskeln hinweg nach unten bis zum Unterkieferrand. Wiederholen Sie die Bewegung 4- bis 6-mal.

- Legen Sie danach die Hände in den Schoß und spüren Sie nach. Die Wangen und der Kiefergelenksbereich fühlen sich jetzt warm und bestens durchblutet an.

- Zum Schluss: Klopfen Sie beide Kaumuskeln mit den Teelöffeln leicht und locker aus.

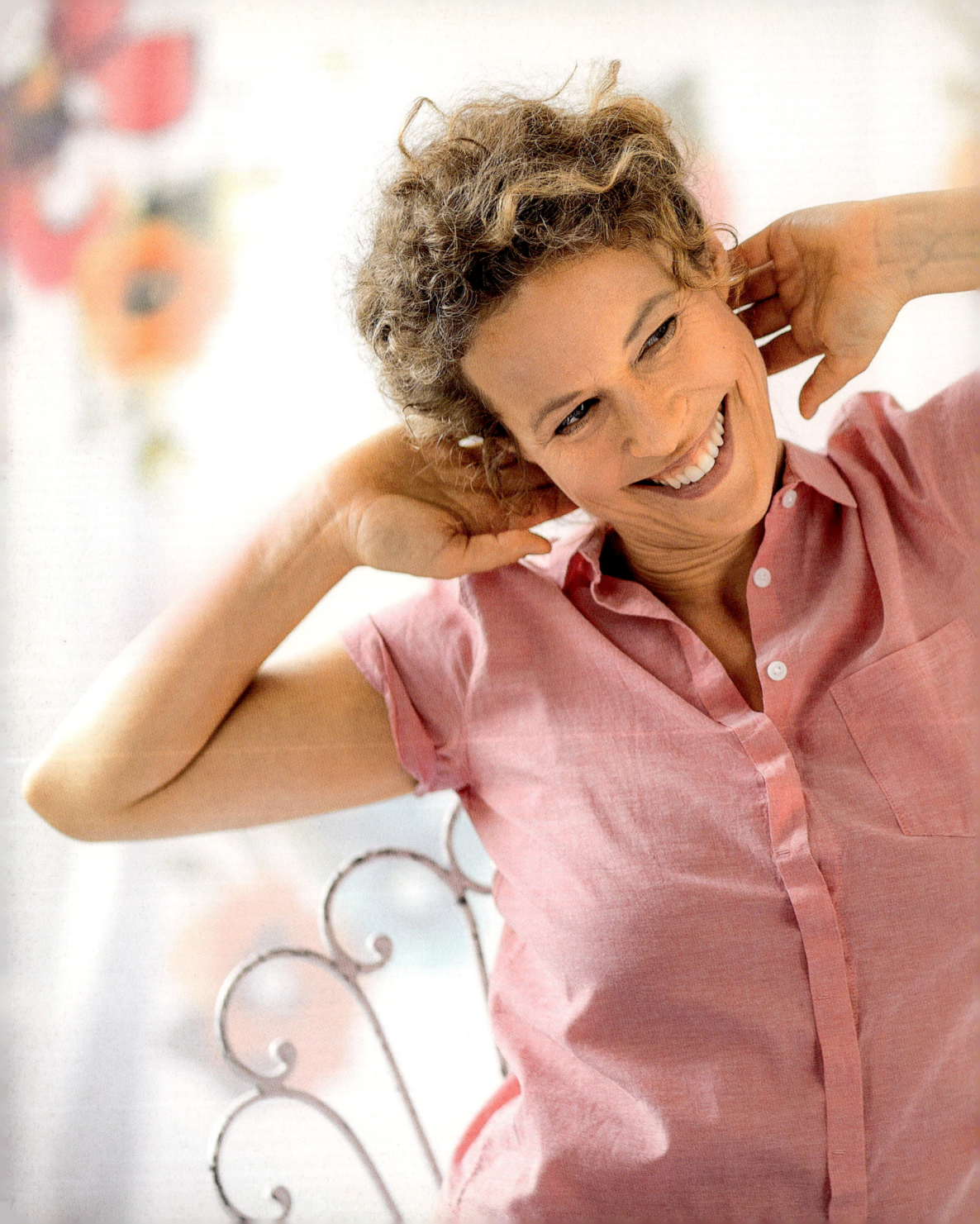

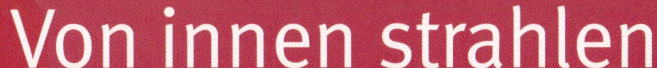

Von innen strahlen

Entspannung tut nicht nur dem Gesicht, sondern dem ganzen Körper gut. Gönnen Sie sich Zeit für sich und verwöhnen Sie Ihren Körper mit sanften Massagen.

Kopfhautmassage und -akupressur

Eine entspannte Kopfhaut löst und strafft die Gesichtszüge, verhindert Kopfschmerzen, sorgt für ein gesundes Haarwachstum und wirkt auf Körper, Seele und Geist harmonisierend.

In Stresssituationen kann man sich manchmal »die Haare raufen«, sagt der Volksmund. Tatsächlich gehört die Kopfhaut zu den empfindlichsten Körperregionen, die auf Stress und (innere) Anspannung sowie auch Wohlgefühl und Entspannung schnell und sehr sensibel reagiert. Denn jede Haarwurzel ist von einem engmaschigen Nervennetz umgeben und reagiert schnell auf Stressreize bzw. -botenstoffe. Dies gilt natürlich auch für das Gegenteil: Über die Kopfhaut kann man zur inneren Ruhe kommen und man kann sogar den Gehirnstoffwechsel anregen, das Gedächtnis verbessern, das Hör- und Sehvermögen stärken sowie die Gesichtshaut und Ausstrahlung positiv beeinflussen.

Zur Praxis: Halten Sie bei allen Übungen den Kopf ein klein wenig vorgebeugt. Lassen Sie Ihren Atem immer gelöst fließen. Ihre Kopfhaut wird durch diese Übungen wieder beweglicher, elastischer und gut durchblutet.

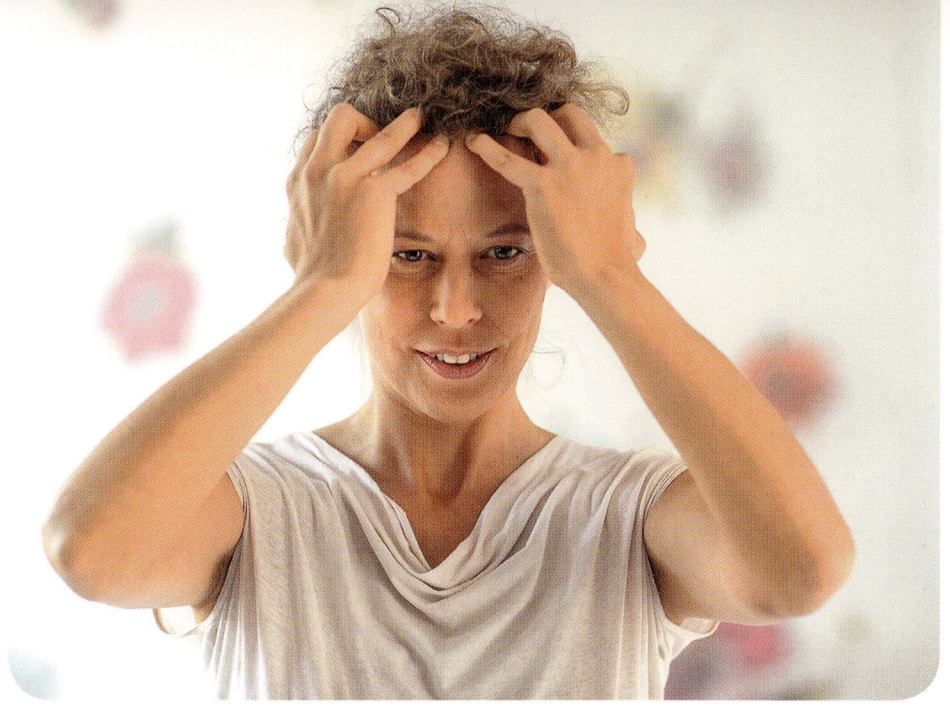

Anti-Stress-Nervenpunkte akupressieren

● Setzen Sie die vier Finger beider Hände (bis auf den Daumen) mit den Fingerkuppen genau auf den Haaransatz, dort, wo sich besonders viele Akupressurpunkte befinden. Diese werden häufig auch als »Anti-Stress-Nervenpunkte« bezeichnet. Drücken und kreisen Sie die Finger 15–30 Sekunden auf der Stelle, sodass die Kopfhaut verschoben wird.

● Spüren Sie dann nach und wiederholen Sie die Übung 2- bis 4-mal.

Variation: Bewegen Sie die Finger auf der Stelle auf und ab und verschieben Sie dabei die Kopfhaut.

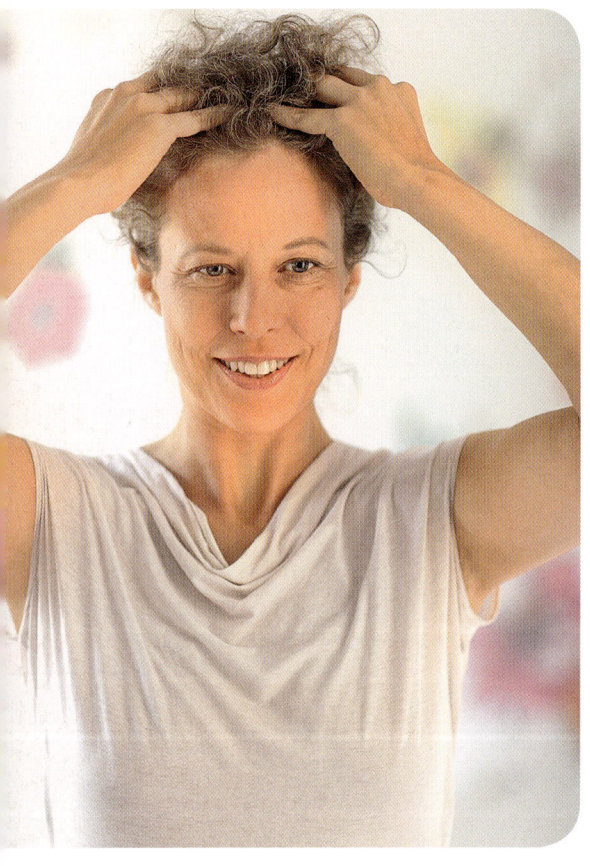

Über den ganzen Kopf akupressieren

● Beginnen Sie bei dieser Übung am Haaransatz und bewegen Sie nach 6–10 Sekunden die Finger auf der Kopfhaut weiter nach hinten. Wandern Sie immer weiter über den Kopf und behandeln Sie auf diese Weise die Kopfhaut bis zum obersten Scheitelpunkt.

● Spüren Sie nach. Setzen Sie dann die Finger beider Hände im Nackenbereich am Haaransatz an und wandern Sie von hier aus mit dieser Technik langsam am Hinterkopf nach oben bis zum Scheitelpunkt. Spüren Sie auch hier wieder nach und wiederholen Sie die gesamte Übung 2- bis 4-mal.

Akupressurvarianten

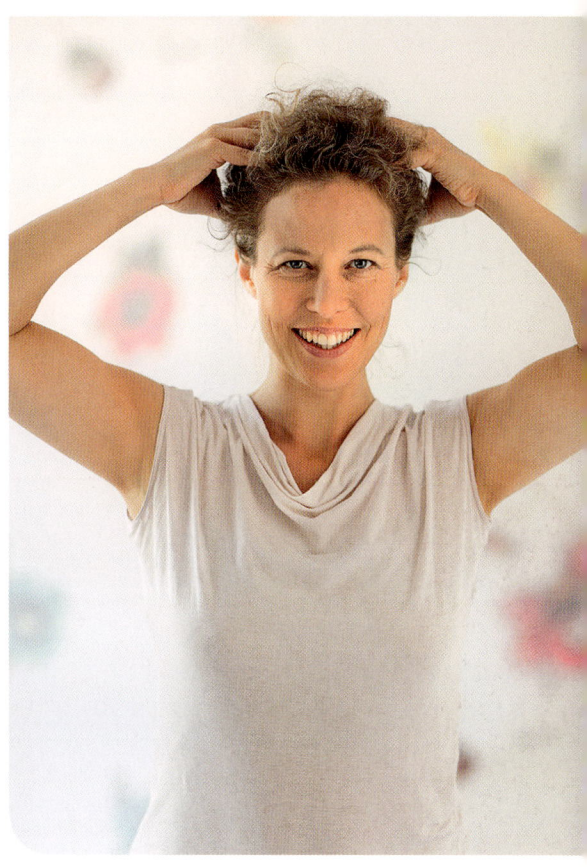

Setzen Sie die Fingerspitzen mit leicht gebeugten Fingern rechts und links vom Scheitel auf die Kopfhaut. Akupressieren Sie diese Stelle drückend und kreisend für 20–30 Sekunden.

Variation 1: Verschieben Sie nun die Fingerposition auf dem ganzen Kopf. Seien Sie dabei einfach kreativ.

Variation 2: Verschieben Sie bei dieser Variante die Fingerkuppen »nur« zur Mitte hin und lassen Sie dann locker.

Variation 3: Das wird Ihnen besonders gut tun: Trommeln Sie den ganzen Kopf von vorn nach hinten und von oben zu den Seiten mit den Fingerkuppen ab. 20–30 Sekunden; danach gelöst nachspüren; 2- bis 4-mal.

Variation 4: Formen Sie die Hände zu lockeren Fäusten und trommeln Sie den Kopf sanft mit den mittleren Fingerknöcheln ab.

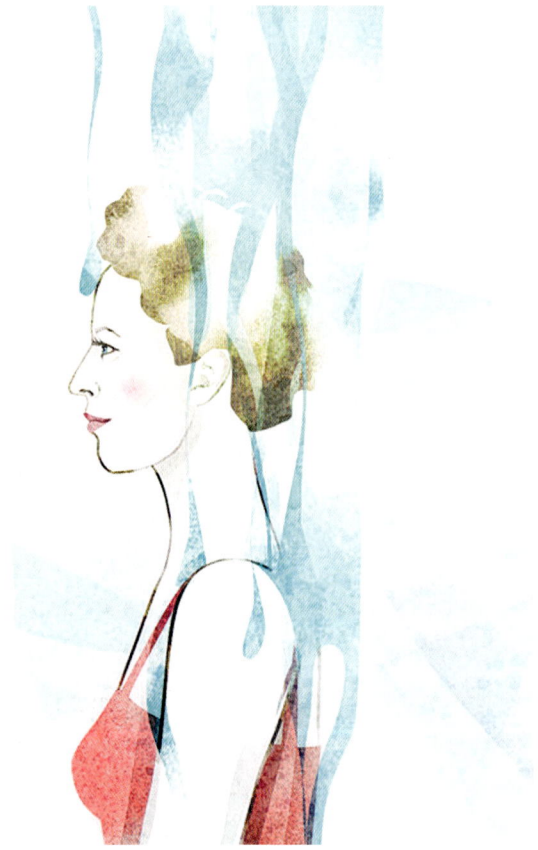

Warmes Wasser

Stellen Sie sich vor, Sie stehen unter einer Dusche oder einem Wasserfall. Das herrlich temperierte Wasser plätschert in angenehmer Weise über Hinterkopf, Nacken, Schultern und Ihren Rücken hinunter. Alle Anspannungen fließen weg: Die Anspannungen im Bereich der Kopfhaut, des Nackens, der Schultern, des Rückens. Spüren Sie das angenehme Prickeln überall auf Ihrer Kopfhaut und wie es dann hinunterfließt. Auch das Gesicht bekommt ab und an ein Tröpfchen ab und fühlt sich lebendig, prall und angenehm an.

Variation: Stellen Sie sich vor, dass Ihre Kopfhaut über sehr viel kleine Quellen verfügt. Spüren Sie das Sprudeln dieser Mini-Quellen in jeder Haarwurzel von der Stirn bis zu Schädelbasis.

Lockere Gesichts-
muskeln

Fahren Sie mit den Fingerkuppen der ge-
krümmten Finger von den Haaransät-
zen vorne, seitlich und hinten aus über
die ganzen Kopfpartien immer in Richtung Scheitel. Spüren Sie nach einiger
Zeit nach und wiederholen Sie die Massage 2- bis 4-mal.

Tipp: Wenn Sie nach dieser oder den fol-
genden Übungen nachspüren, merken
Sie, wie sich diese lösenden Kopfhaut-
übungen auf Ihre Gesichtshaut und die
Gesichtsmuskeln auswirken. Genießen
Sie die wohltuende Lockerheit, die sich
nach den Übungen in der Kopfhaut, im
Gesicht und im ganzen Körper sowie im
Denken und Fühlen einstellt.

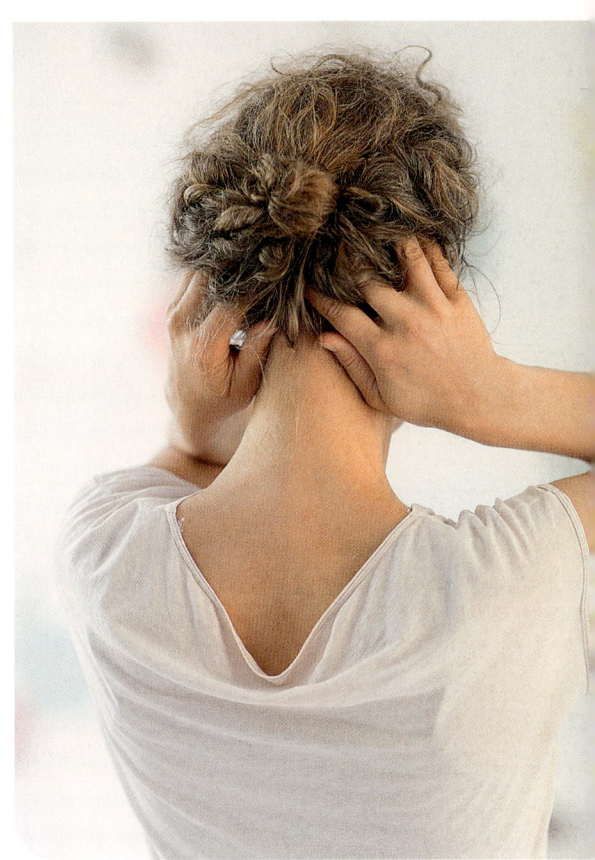

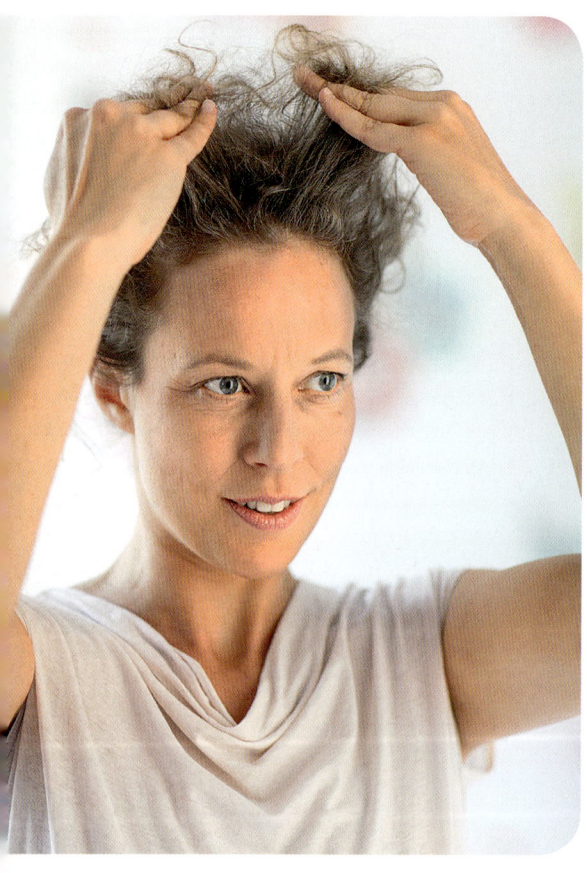

Die Haare raufen

Diese Übung hört sich zunächst nicht so angenehm an, aber Sie werden staunen, wie gut sie tut. Raufen Sie sich ruhig mal die Haare und spüren Sie, wie angenehm das für die Kopfhaut ist. Fahren Sie mit gespreizten Fingern vom vorderen Haaransatz aus auf der Kopfhaut entlang in die Haare. Ziehen Sie den Ansatz der Haare dann zwischen Ihren Fingern von der Kopfhaut nach oben und bewegen Sie Ihre Finger leicht hin und her. Wichtig ist, dass die Kopfhaut sanft bewegt und dadurch von Spannungen befreit wird.

Wechseln Sie auch mal die Ansatzpunkte: streichen Sie mal von vorne, dann von der Seite und dann auch vom Nacken aus nach oben. Arbeiten Sie sich durch die gesamten Haarpartien.

Variation: Ziehen Sie die Haare mit gebeugten Fingern bzw. einer gefausteten Hand (»Gebetsgriff«).

Die Kopfhaut verschieben

Legen Sie die Handballen beider Hände auf die Kopfhaut über den Ohren. Ihre Finger zeigen nach oben in Richtung Decke. Verschieben Sie dann die Kopfhaut mit den Handballen nach oben, halten Sie dies 6–10 Sekunden und lassen Sie dann die Handballen wieder zurückgleiten. Verschieben Sie die Handballen immer wieder an andere Stellen und behandeln Sie auf diese Weise die gesamte Kopfhaut. Am Ende spüren Sie gelöst nach.

Variation: Gehen Sie wie oben beschrieben vor, allerdings legen Sie die Hände quer auf die Kopfhaut, sodass die Finger nach hinten zeigen. Schieben Sie dann die Kopfhaut wieder zusammen und entspannen Sie.

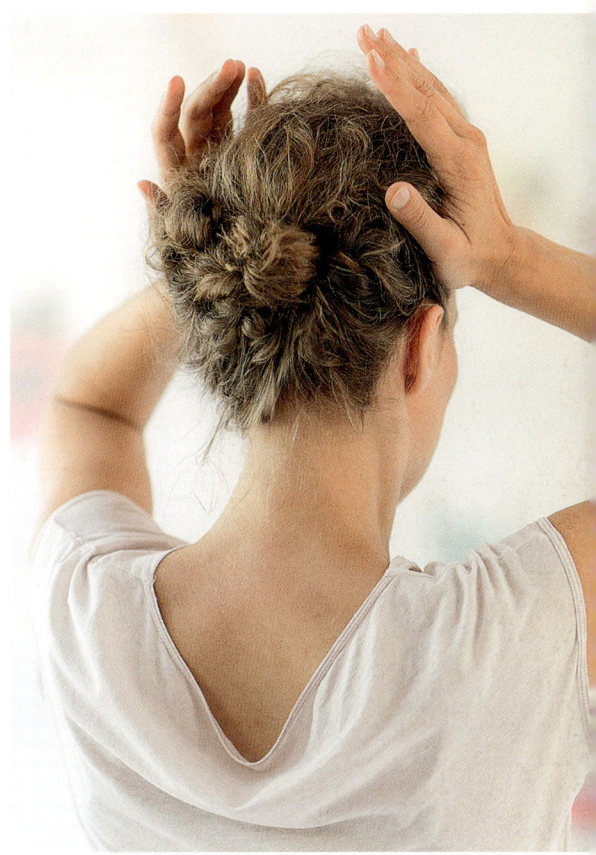

Akupressur und Atmung

Mit Akupressur- und Atemübungen regen Sie Ihre Energieströme an und bringen Ihr »Qi« zum Fließen: Schenken Sie Ihrer Haut und Ihrer Seele so neue Kraft.

Mit diesen Übungen werden der Energiestrom, die Durchblutung sowie der Lymphstrom in den verschiedenen Gesichtsbereichen angeregt. Blockaden werden gelöst und die Haut wirkt sofort glatter und frischer. Die Reinigung der Zellen durch die Ausatmung sowie eine Sauerstoffdusche aller Gesichtszellen verbunden mit lösenden und durchblutungsfördernden Akupressurgriffen sorgen für Zellpower. Die Haut atmet auf, erstrahlt und entfaltet ihre Schönheit. Und auch geistige und seelische Müdigkeit, Konzentrationsschwäche und Erschöpfung verschwinden. Haut, Seele und Geist atmen und blühen auf.

Für alle Übungen gilt: Setzten Sie sich aufrecht auf einen Stuhl oder auf den Boden. Atmen Sie langsam durch die Nase ein und auch aus. Entspannung und Regeneration kommen vor allem in der Ausatemphase zustande. Die Ausatmung darf lange und gelöst sein. Wenn Sie wollen, schließen Sie die Augen bei den Übungen. Das erleichtert oft die Konzentration. Halten Sie Ihren Nacken lang oder beugen Sie Ihren Kopf ein klein wenig vor.

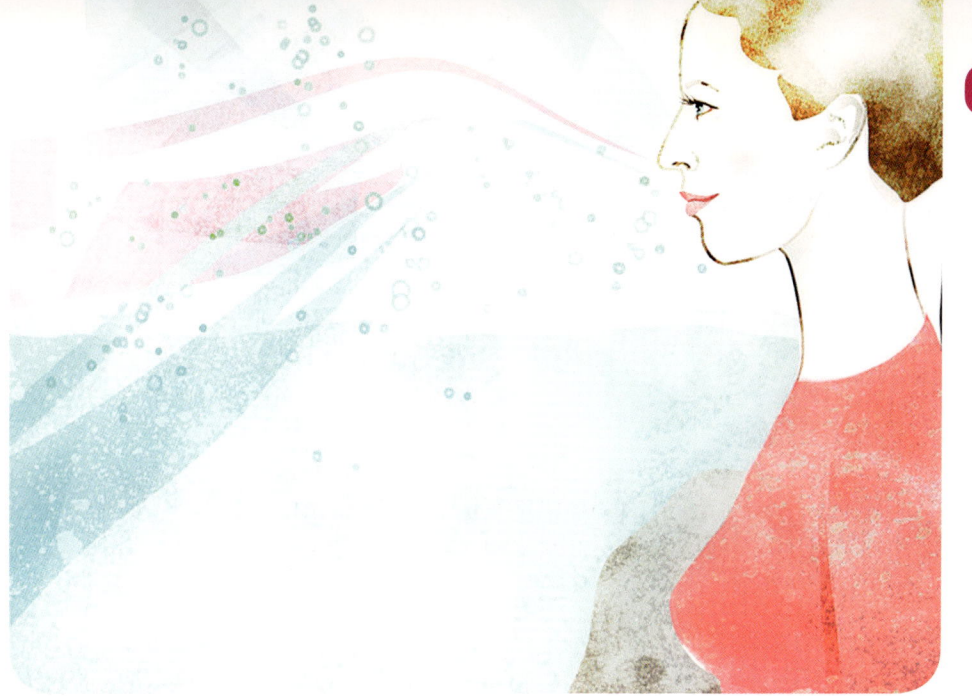

Sauerstoffdusche

Stellen Sie sich vor, Sie sitzen auf einem Fels im Meer und ein leichter Meereswind, vermischt mit Wassertröpfchen, streicht angenehm über Ihr Gesicht. Sie fühlen sich dabei sehr wohl. Stellen Sie sich nun vor, dass Ihre Gesichtszellen mit jeder Einatmung frischen Sauerstoff und Wasser anziehen. Die einzelnen Zellen werden mit dem Sauerstoff so-

wie mit Flüssigkeit prall gefüllt. Riechen Sie die frische Meeresluft und spüren Sie auch innerlich die Freude über Ihre pralle, jugendliche Haut. Mit jeder Ausatmung stellen Sie sich vor, dass Sie alle Abfallstoffe aus den Hautzellen ausatmen. Geben Sie alle Schlacken ab und lassen Sie auch alle Anspannung los.

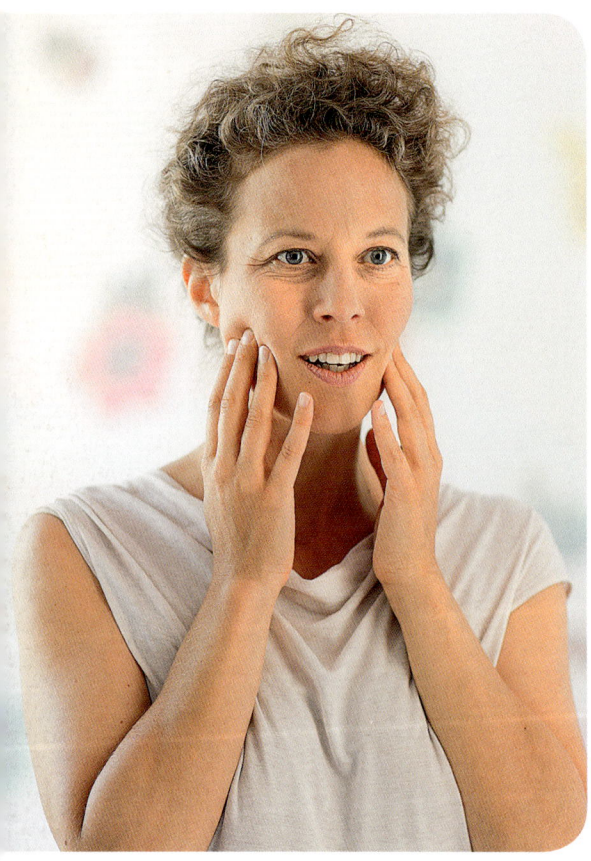

Akupressur des Kinnrands

● Beugen Sie den Kopf ein wenig vor und legen Sie die Fingerkuppen der drei mittleren Finger jeder Hand genau über den unteren Kinnrand auf den Kaumuskel. Drücken und kreisen Sie 15–30 Sekunden mit ihnen auf der Stelle. Ihr Mund ist dabei weich und leicht geöffnet und Sie konzentrieren sich nur auf diesen lösenden Akupressurgriff. Den Atem lassen Sie währenddessen gelöst fließen. Legen Sie dann Ihre Hände in den Schoß und spüren Sie entspannt nach.

● Legen Sie nun die Finger ein wenig höher auf die Wangen und den Kaumuskel und wiederholen Sie die Übung. Wandern Sie pro Durchgang immer weiter nach oben. Wiederholen Sie jeweils 2- bis 4-mal. Spüren Sie am Ende bewusst die lösende Wirkung im Wangen und Kaumuskelbereich.

Diagonale Gesichts-atmung

Legen Sie den rechten Zeigefinger rechts neben die Mitte des Kinns und den linken an den obersten Punkt der Schläfe, auf Höhe der Geheimratsecken. Atmen Sie zum unteren Finger hin ein und zum oberen Finger aus. Stellen Sie sich beim Ausatmen vor, dass die Schläfe nach oben gen Himmel strebt. Gleichzeitig stellen Sie sich auch im Nacken einen Zug nach oben vor. Atmen Sie entspannt 3–6 Atemzüge ein und aus. Danach spüren Sie gelöst nach und wiederholen die Übung auf der anderen Seite. Wiederholen Sie jede Sequenz 2- bis 4-mal.

Nach etwas Übung können Sie diese Übung auch ohne Finger, die nur eine Hilfestellung sein sollen, ausführen.

Variation: Gehen Sie wie beschrieben vor, jedoch legen Sie jetzt einen Zeigefinger im Nacken an den Atlas, den anderen wieder an den höchsten Punkt der gegenüberliegenden Schläfe.

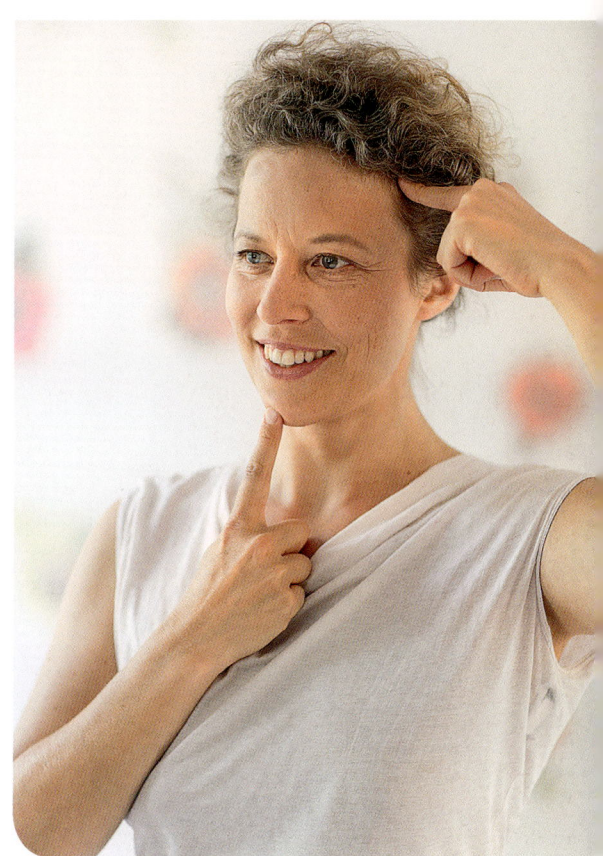

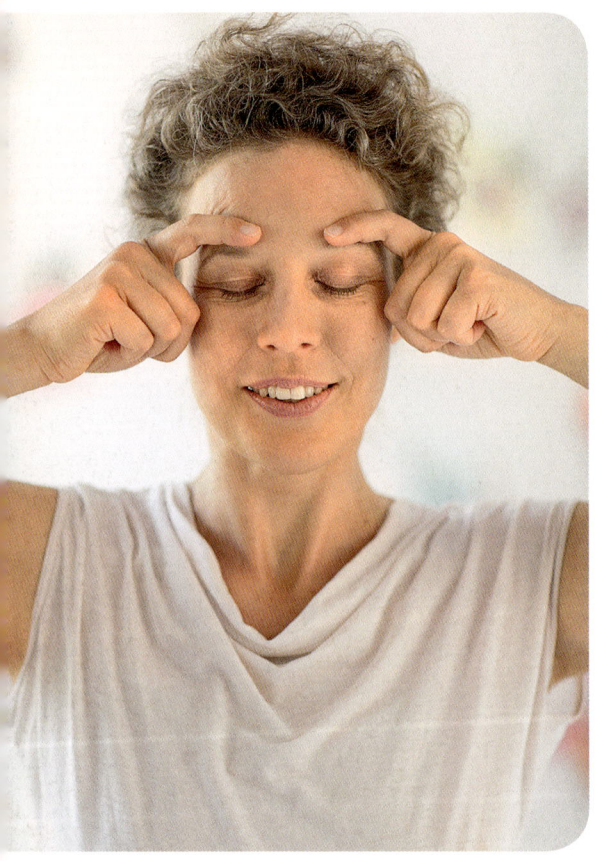

Geglättete Augenbrauen

● Wenn Sie wollen, schließen Sie die Augen, um sich besser auf die Übung konzentrieren zu können. Beugen Sie den Kopf ein wenig vor, und legen Sie zuerst die vorderen Glieder beider Zeigefinger über beide Augenbrauen. Dehnen Sie dann die Finger auf der Stelle ein wenig nach außen, ohne wirklich zu verrutschen. Stellen Sie sich dabei vor, wie die Augenbrauen auseinanderziehen. Halten Sie diese Position 6–10 Sekunden.

● Dann legen Sie Ihre Hände entspannt in den Schoß und stellen sich nur vor, dass die Augenbrauen auseinanderziehen und der Bereich dazwischen ganz glatt wird. Auch die Mundwinkel ziehen in Ihrer Vorstellung nach außen und etwas nach oben.

Variation: Lassen Sie Ihre Hände im Schoß liegen und stellen Sie sich die Übung nur vor.

Akupressur des Stirnbereichs

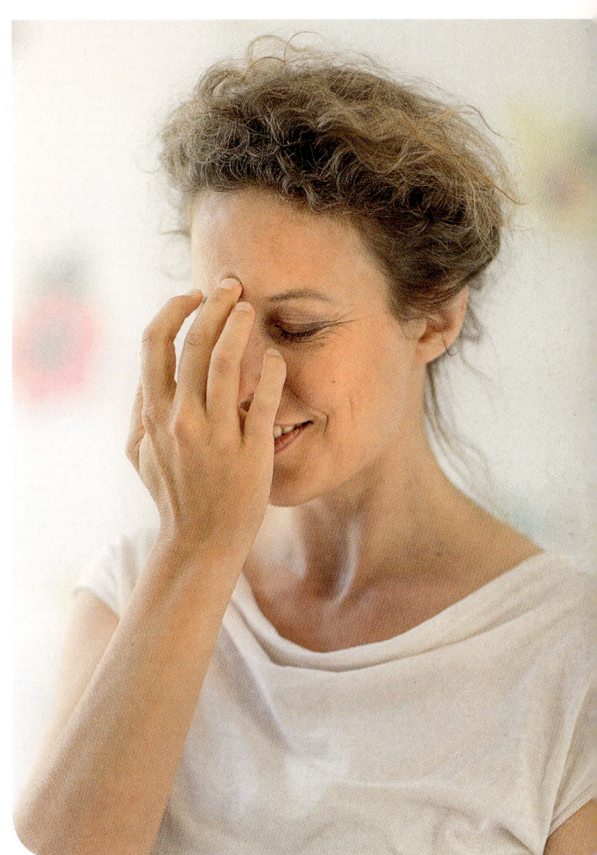

● Beugen Sie den Kopf leicht nach vorne und legen Sie einen Mittelfinger genau zwischen die Augenbrauen (nach chinesischer Lehre liegt dort das »Dritte Auge«). Drücken und kreisen Sie den Finger für 10–30 Sekunden ein wenig auf der Stelle, legen Sie dann beide Hände entspannt auf den Beinen ab und spüren Sie nach.

● Legen Sie nun die Finger, außer den Daumen, rechts und links senkrecht auf die Stirnhöcker. Drücken und kreisen Sie hier leicht für 10–20 Sekunden und spüren Sie abschließend nach.

● Legen Sie vier Finger, außer dem Daumen, auf den Bereich des Haaransatzes. Die Finger rutschen automatisch in die entsprechenden kleinen Kuhlen. Ihre Fingerkuppen lassen Sie drückend und/oder kreisend 10–30 Sekunden auf diesen Stellen liegen. Spüren Sie wieder nach.

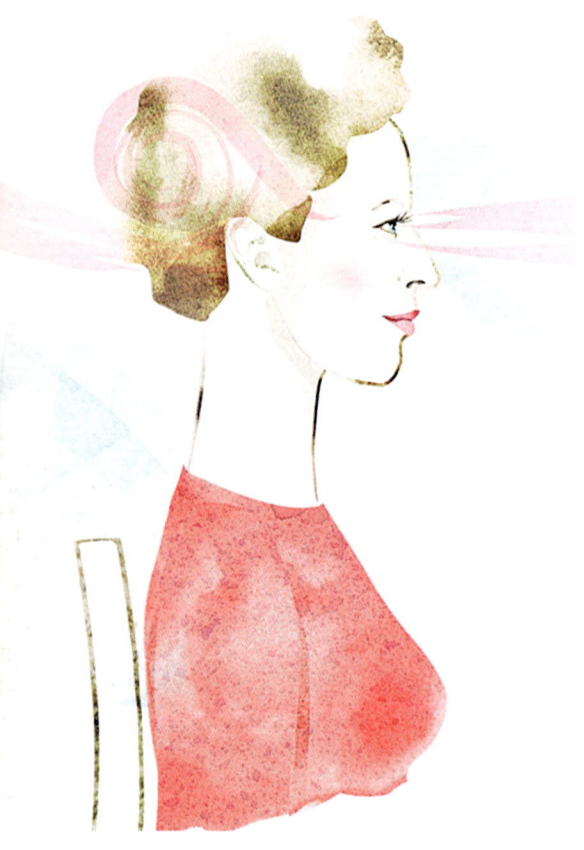

Von den Augen zum Atlas atmen

● Setzen Sie sich aufrecht auf einen Stuhl, Ihren Kopf lehnen Sie wenn möglich an der Lehne an oder beugen ihn leicht nach vorne.

● Stellen Sie sich vor, dass Sie durch die Augen (»das Tor zur Seele«) einatmen und dann langsam ausatmend den frischen Atemstrom durch den ganzen Kopf zum Hinterkopf ziehen lassen und durch den Atlas, den obersten Halswirbel, den Atem wieder ausströmen lassen. Der Atlas schwebt dabei in Ihrer Vorstellung wie auf einer Wolke. Atmen Sie gelöst 4- bis 6-mal ein und aus. Nehmen Sie sich bei dieser Übung Zeit für die Ausatmung.

● Gehen Sie wie im ersten Übungsteil vor, konzentrieren Sie sich nun aber auf den Bereich zwischen den Augenbrauen und atmen Sie durch das sogenannte »Dritte Auge« ein und durch den Kopf zum Atlas aus.

Akupressur im inneren Augenwinkel

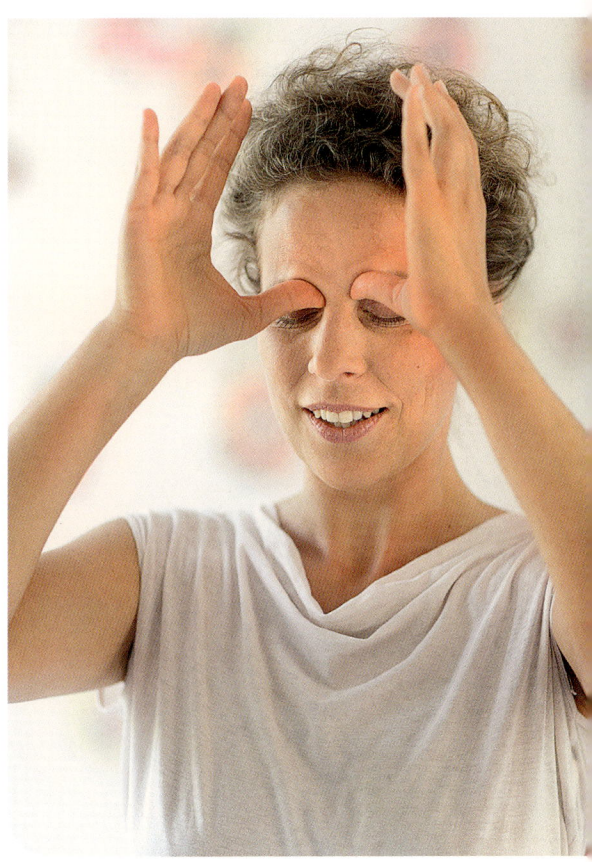

Dies ist eine ausgezeichnete Übung, um den Augenbereich, die Augenmuskeln und das ganze Vegetativum zu entspannen. Auch auf das Sehen können Sie dadurch positiv einwirken. Der Energiefluss und die Durchblutung werden angeregt.

Legen Sie die Daumen beider Hände in die inneren Augenwinkel unterhalb des inneren Endes der Augenbrauen und drücken Sie nach oben gegen den Augenknochen. Nach chinesischer Lehre beginnt hier der Blasenmeridian. Halten Sie den Druck 10–30 Sekunden. Legen Sie dann die Hände in den Schoß und spüren Sie nach. Wiederholen Sie die Akupressur 4- bis 6-mal.

Variation: Legen Sie die Mittelfingerkuppen beider Hände rechts und links an die inneren Augenwinkel und die Zeigefinger an die äußeren Augenwinkel. Mittel- und Zeigefinger bilden dabei ein V. Üben Sie auf dieser Stelle etwas Druck aus und lassen Sie die Finger leicht kreisen.

Qi-Beauty-Massage

Videos zum folgen Übungsprogramm finden Sie auf dem TRIAS-Youtube-Kanal.

Viele Meridiane laufen nach chinesischer Lehre am Kopf zusammen, z. B. am Scheitel, im Nacken, zwischen den Augenbrauen oder oberhalb der Ohren. Mit der Aktivierung der Energien an den Akupressurpunkten und -zonen können sich bestehende Blockaden lösen. Die Akupressur im Gesichtsbereich unterstützt zudem das Zellwachstum und regt die Durchblutung sowie Lymphzirkulation an.

Das Ziel einer Meridian-Massage ist, für einen ungehinderten Energiefluss im Gesicht und im Körper zu sorgen. Auf den Meridianen liegen die Akupressurpunkte, die durch Druck und Streichen angeregt und vitalisiert werden. Durch die behutsame Massage über die Energiebahnen können sogar individuelle »alte« Stressmuster gelöst werden.

Die Gesichtsmeridian-Massage sorgt für eine hervorragende Durchblutung und Sauerstoffversorgung aller Gesichtszellen. Je ungehinderter die Lebensenergie Qi hier fließen kann, umso gelöster und damit unverkrampfter sowie harmonischer ist der Gesichtsausdruck. Dies hat immer auch eine Festigung des Bindegewebes und somit eine Hautstraffung zur Folge.

Außer der verjüngenden, straffenden Wirkung stellt sich im ganzen Körper ein Wohlgefühl ein, denn die Gesichtsmeridian-Massage hat immer Auswirkungen auf den ganzen Körper, das Gemüt und das Denken. Der ganze Mensch fühlt sich wohler, befreiter und gelöster.

Mit diesem Übungsprogramm werden die Energieblockaden im Gesicht- und Kopfbereich gelöst und neue Kräfte aktiviert. Entspannung und Zufriedenheit können sich ausbreiten.

Gua Sha

In diesem Übungsprogramm möchte ich Ihnen zudem eine spezielle chinesische Methode vorstellen, die jede Gesichtsbehandlung ausgezeichnet ergänzen kann: Die Gua-Sha-Technik des Schabens. Gua Sha heißt so viel wie »Das Schlechte nach außen bringen«. Im Gesicht gilt diese Methode als Antifaltenbehandlung und Anti-Aging-Mittel. Die Methode stammt aus der jahrtausende alten Chinesischen Medizin und wurde ursprünglich nur bei

Rückenschmerzen angewendet. Mitte des vergangenen Jahrhunderts machten Gua-Sha-Spezialisten eine verblüffende Entdeckung: Die Methode sorgt für eine intensive Durchblutung der Gesichtshaut und sogar des tiefer liegenden Bindegewebes und der Gesichtsmuskeln und macht das ganze Gesicht strahlend, weich und schön. Die Energie in blockierten Meridianen kann wieder frei fließen.

Bei der Methode wird mit speziellen Schabern, z.B. aus Jade oder Büffelhorn, Porzellanlöffeln oder auch mit einfachen Marmeladenglasdeckeln gearbeitet. Geschabt wird in kürzeren und längeren Strichen überlappend über die Haut. Auch Tee- oder Suppenlöffel können zum Einsatz kommen. Ich werde die Übungen hier mit Teelöffeln beschreiben. Man massiert jeweils kleine Hautflächen, indem man in jeder Hand jeweils einen Schaber bzw. Teelöffel hat.

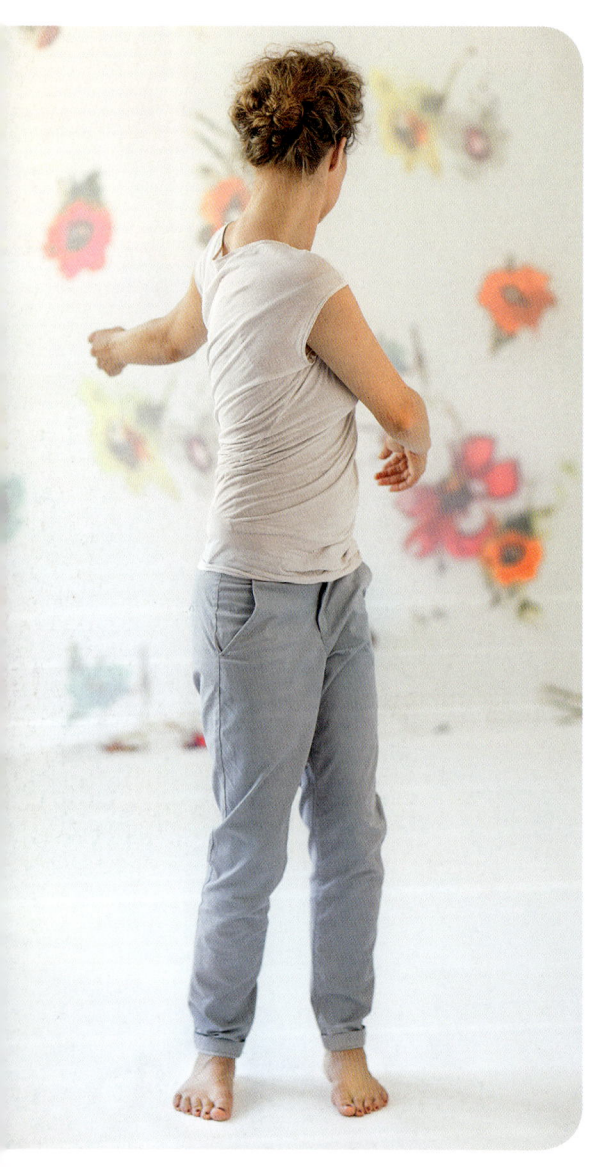

Schwungübung für den ganzen Körper

Diese Übung lockert und löst Verspannungen, vertieft den Atem und aktiviert das Bauchzentrum sowie die gesamte Wirbelsäule.

Das Armeschwingen ist in China eine sehr beliebte Qi-Gong-Übung, bei der man sich einfach den Schwingungen hingibt. Das entspannt den ganzen Körper und natürlich auch die Gesichtszüge. Diese Übung kommt einer bewegten Stand-Meditation gleich, die Spannungen löst, alle Organe harmonisiert und den Qi-Fluss im Körper verbessert.

Stellen Sie sich aufrecht auf den Boden und schwingen Sie beide Arme im Wechsel parallel nach rechts und links hinten. Lassen Sie die Arme um den Körper herum fliegen und drehen Sie jedes Mal Becken und Oberkörper mit, auch Ihr Kopf dreht mit. Schauen Sie bei jeder Drehung über die jeweilige Schulter in Richtung Boden. Lassen Sie dabei den Atem natürlich fließen und halten Sie die Knie nicht überstreckt, sondern locker und ein klein wenig gebeugt.

Erfrischte Gesichts-muskeln

● Streichen Sie zuerst bei leicht vorge-neigtem Kopf den Nacken vom Haaran-satz bis zu den Schultern neben der Hals-wirbelsäule 4- bis 6-mal nach unten aus und lösen Sie dadurch die oft angespann-ten Nackenmuskeln.

● Legen Sie die Kuppe eines Mittelfin-gers hinten in die Mitte des Schädelba-sisknochens, wo sich eine Einwölbung befindet. Positionieren Sie gleichzei-tig die Kuppe des anderen Mittelfingers entweder in der Mitte des Haaransatzes auf der Stirn oder in der Mitte der Stirn. Üben Sie sanfte Druckimpulse auf die Knochen unter den Fingern aus.

Variation 1: Führen Sie minimale Streich-bewegungen mit beiden Fingern nach oben aus.

Variation 2: Führen Sie eine weite lang-same Streichbewegung mit den Fingern aus, sodass Mittel- und Zeigefinger bei-der Hände sich auf der Kopfhöhe am Scheitel berühren. Wiederholen Sie die Bewegung 4- bis 6-mal.

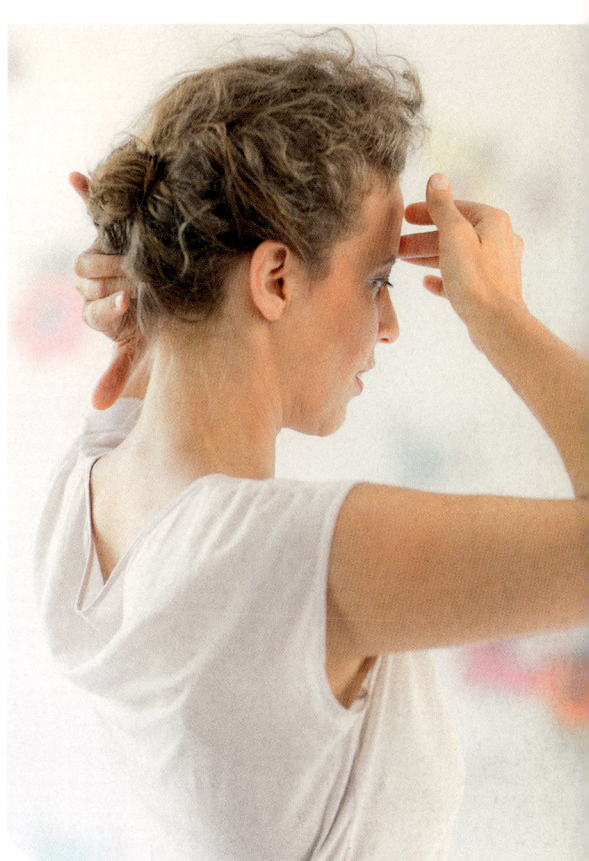

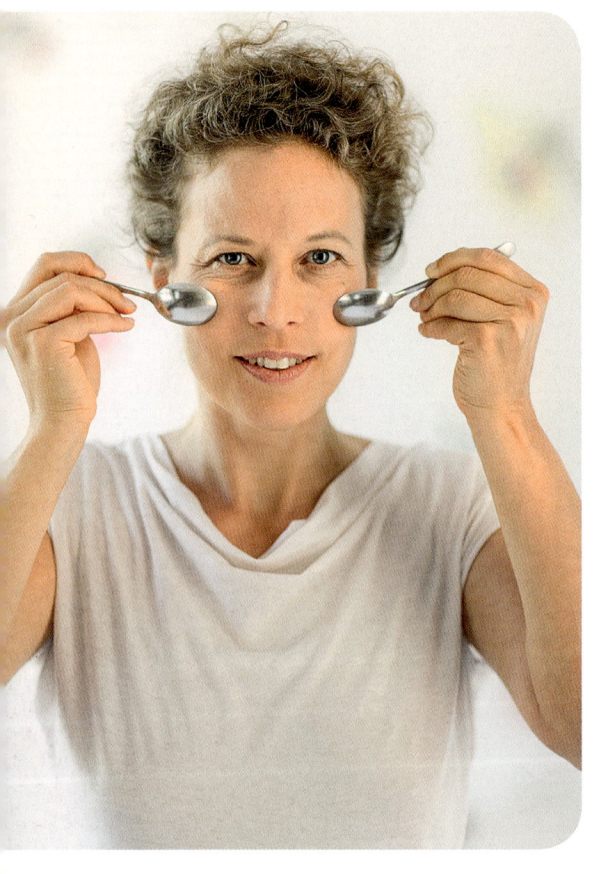

Gua Sha

● Nehmen Sie Teelöffel, deren Kanten nicht zu scharf sind. Bei dieser Übung wird nicht die bauchige Seite des Löffels benutzt, sondern die Kanten. Sie können die Haut davor mit etwas Öl einreiben. Nehmen Sie bei den Übungen den Kopf nicht in den Nacken, denn das könnte Nackenschmerzen begünstigen.

● Streichen Sie nacheinander die Haut von der Kinnmitte bis zum Ohr aus. Immer abwechselnd: einmal mit der linken, einmal mit der rechten Hand. Wiederholen Sie die Bewegung 10- bis 20-mal. Streichen Sie dann vom Mundwinkel nach außen. Dann über das Jochbein nach außen. Und als letztes über den Augenbrauen nach oben zum Haaransatz.

Tipp: Man muss sich erst an diese Technik gewöhnen. Es ist auch möglich, mit je einem Löffel eine Gesichtsseite zu behandeln. Dann zieht man Striche mit der rechten Hand vom rechten Mundwinkel bis zum Ohr und mit der linken Hand vom linken Mundwinkel bis zum Ohr.

Ein entspanner Kiefer

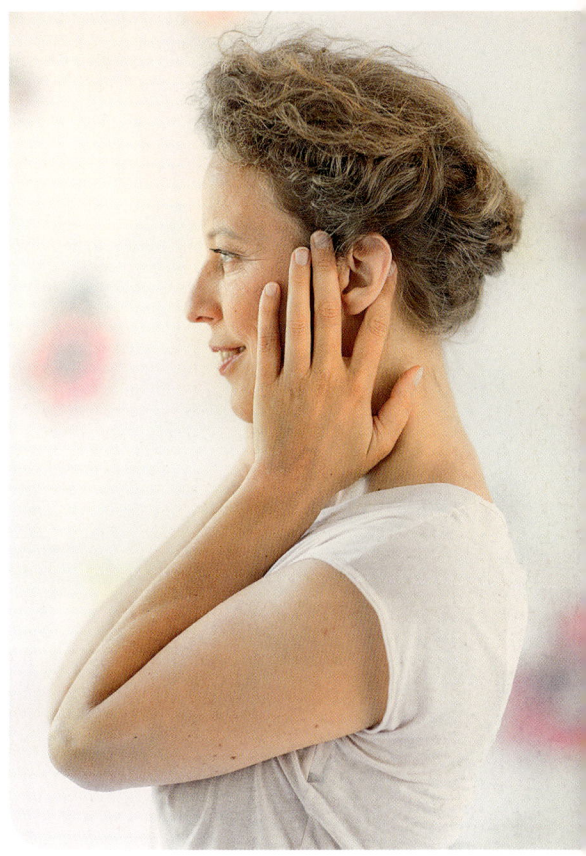

Allein vor dem Ohr und über das Kiefer-gelenk verlaufen 4 Meridiane (Gallenbla-sen-, Magen-, Dünndarmmeridian und Dreifacherwärmer), deren Stimulierung auf Organe und die Gesichtshaut posi-tiv wirkt.

● Legen Sie die Zeigefinger beider Hände hinter und die Mittelfinger vor das je-weilige Ohr, sodass das Ohr zwischen Ih-ren Fingern liegt. Fahren Sie dann mit den Fingern 10- bis 20-mal von unten nach oben. Spüren Sie dabei, wie der Energiefluss um die Ohren angenehm be-lebt wird.

● Reiben Sie danach die Hände gegen-einander und legen Sie diese anschlie-ßend wie Muscheln über die Ohren. Stel-len Sie sich dabei vor, wie frisches Qi einfließt.

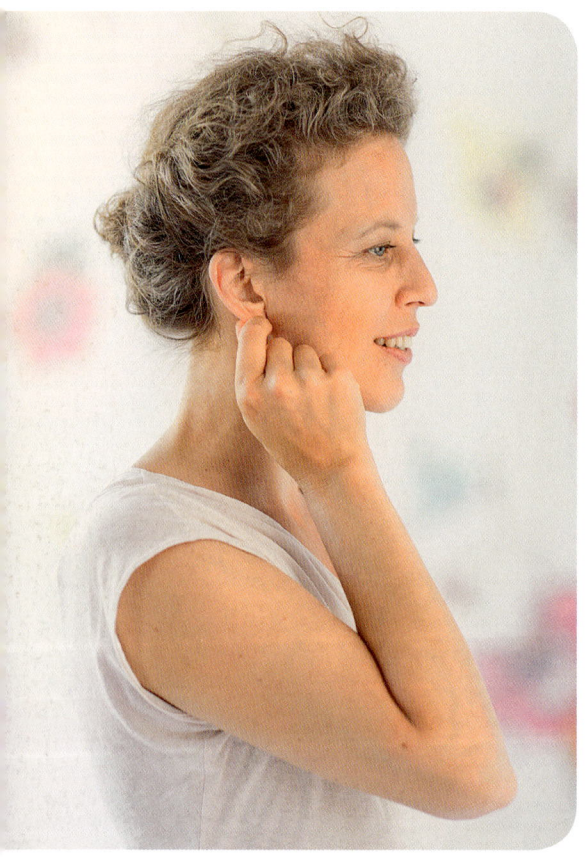

Die Körperenergie aktivieren

Das Ohr spielt in der traditionellen chinesischen Medizin eine besondere Rolle. Ihm werden etwa 400 Akupunkturpunkte zugeschrieben und es spiegelt den ganzen Körper mit seinen Organen wider. Nach der chinesischen Lehre enden alle Energiebahnen des Körpers in den Extremitäten und im Ohr.

● Massieren Sie ein Ohr nach dem anderen von unten nach oben und wieder zurück. Nehmen Sie zunächst das Ohrläppchen zwischen Daumen und Zeigefinger, kneten Sie es und wandern Sie dann am äußeren Rand der Ohrmuschel knetend nach oben und wieder zurück. Reiben Sie dann das Ohrläppchen 10- bis 20-mal, bevor Sie wieder an der Ohrmuschel entlang nach oben massieren.

● Spüren Sie anschließend der stressabbauenden und gleichzeitig Energie spendenden Wirkung nach.

Lifting für das ganze Gesicht

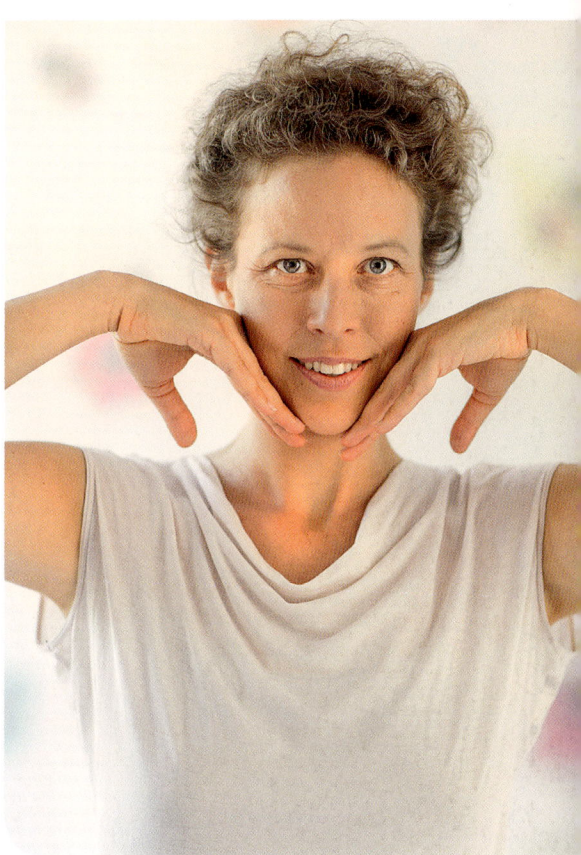

Bei dieser Übung geht es um eine Massage bzw. Streichung über das ganze Gesicht. Die Gesichtszüge werden dabei nach oben gezogen, Anspannungen gelöst und die Haut erfrischt.

● Legen Sie die Fingerrücken beider Hände rechts und links unter das Kinn, sodass sich die Mittelfinger unter dem Kinn berühren. Streichen Sie dann mit beiden Händen am Unterkieferrand entlang nach außen in Richtung Ohren, dann nach oben bis zu den Schläfen bzw. in Richtung der Jochbeine. An dieser Stelle wechseln Sie die Fingerposition und streichen mit den Fingerkuppen weiter nach oben bis über den Haaransatz hinweg.

● Sie werden spüren, wie gut diese lange Streichbewegung tut. Genießen Sie sie gerne auch mit geschlossenen Augen.

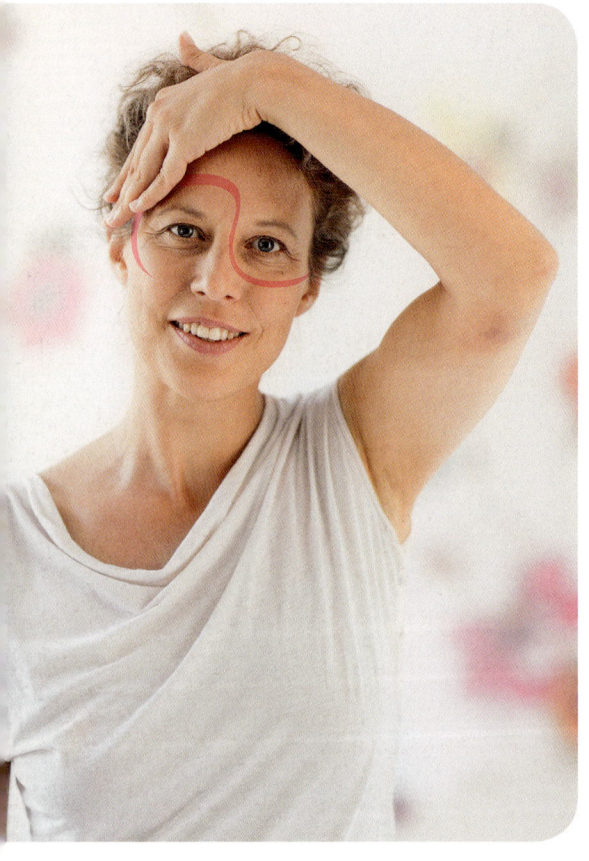

Energetisierende Gesichtsmassage

● Legen Sie die linke Handfläche an die rechte Kinn-Wangenseite, der Daumen liegt am rechten Kieferknochen. Streichen Sie dann mit den flachen Fingern der linken Hand über die rechte Wange und Augenbraue bis zur Stirnmitte, dann zwischen den Augenbrauen und auf der Nasenwurzel etwas hinab und anschließend unter dem linken Auge nach außen bis zum Ohr. Diese Streichung ähnelt einer weichen Wellenbewegung.

● Nach drei Streichungen wechseln Sie die Seite. Danach legen Sie die Finger beider Hände an die Ohren und streichen am Hals hinab bis zum Schlüsselbein.

● Mit dem letzten Teil der Übung streichen Sie die Lymphe ab, die für eine reine Gesichtshaut sorgt. Über den Lymphstrom werden Schad- und Giftstoffe abgeführt. Auch nach Schwellungen (z.B. im Augenbereich) sollte man den Lymphstrom mit sanften Streichungen nach außen und den Hals hinab unterstützen.

Entspannte Augen

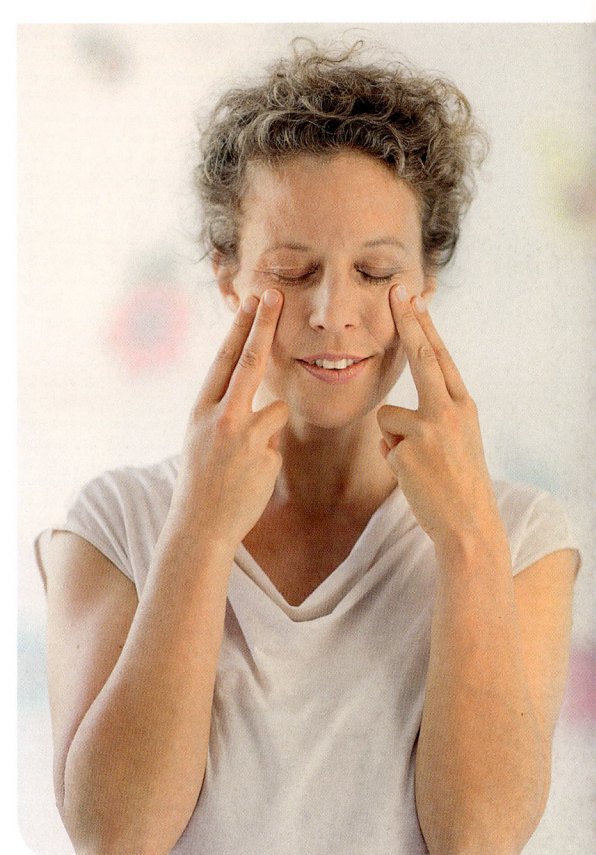

Diese Übung entspannt verkrampfte Muskeln, löst verhärtetes Bindegewebe und sorgt für eine gute Durchblutung.

● Drücken Sie mit den Mittelfingern nacheinander folgende Akupressurpunkte: Beginnen Sie innen an den Augenbrauen: Drücken Sie zuerst den Punkt am Beginn der Augenbrauen bei der Nasenwurzel. Dann den Punkt in der Mitte der Augenbrauen. Dann den Punkt am Ende der Brauen. Dann noch einen Punkt unter dem Auge, und zwar auf dem Jochbein, genau unter der Pupille. Drücken Sie jeden Punkt für 20–30 Sekunden und wandern Sie dann zum nächsten weiter.

● Spüren Sie jedem Durchgang nach und wiederholen Sie die Sequenz 4- bis 6-mal. Fühlen Sie sich in jeden Punkt bewusst ein. Lassen Sie die Gedanken nur bei diesem Punkt sein.

Stichwortverzeichnis

Liebe Leserin, lieber Leser,

hat Ihnen dieses Buch weitergeholfen? Für Anregungen, Kritik, aber auch für Lob sind wir offen. So können wir in Zukunft noch besser auf Ihre Wünsche eingehen. Schreiben Sie uns, denn Ihre Meinung zählt!

Ihr TRIAS Verlag

E-Mail-Leserservice
kundenservice@trias-verlag.de

Lektorat TRIAS Verlag
Postfach 30 05 04
70445 Stuttgart
Fax: 0711 89 31-748

**Bibliografische Information
der Deutschen Nationalbibliothek**
Die Deutsche Nationalbibliothek verzeichnet diese
Publikation in der Deutschen Nationalbibliografie;
detaillierte bibliografische Daten sind im Internet
über http://dnb.d-nb.de abrufbar.

Programmplanung: Sibylle Duelli
Redaktion: Magdalena Kieser, Stuttgart
Bildredaktion: Christoph Frick

Umschlaggestaltung und Layout:
CYCLUS Visuelle Kommunikation, Stuttgart

Bildnachweis:
Umschlagfoto vorn:
CYCLUS Visuelle Kommunikation, Stuttgart
Fotos im Innenteil und Videos: Holger Münch,
Stuttgart
Grafiken: Nina Tiefenbach, Berlin
Sprecherin: Dr. Bettina Horn-Zölch, Stuttgart
Die abgebildeten Personen haben in keiner Weise
etwas mit der Krankheit zu tun.

1. Auflage

© 2017 TRIAS Verlag in Georg Thieme Verlag KG
Rüdigerstraße 14, 70469 Stuttgart

Printed in Germany

Satz und Repro: Fotosatz Buck, Kumhausen
Gesetzt in Adobe InDesign CS6
Druck: AZ Druck und Datentechnik GmbH, Kempten

Gedruckt auf chlorfrei gebleichtem Papier

ISBN 978-3-432-10106-4

Auch erhältlich als E-Book:
eISBN (PDF)   978-3-432-10105-7
eISBN (ePub) 978-3-432-10104-0

1 2 3 4 5 6

Wichtiger Hinweis: Wie jede Wissenschaft ist die
Medizin ständigen Entwicklungen unterworfen. For-
schung und klinische Erfahrung erweitern unsere
Erkenntnisse. Ganz besonders gilt das für die Be-
handlung und die medikamentöse Therapie. Bei allen in diesem Werk erwähnten Dosierungen oder
Applikationen, bei Rezepten und Übungsanleitun-
gen, bei Empfehlungen und Tipps dürfen Sie darauf
vertrauen: Autoren, Herausgeber und Verlag haben
große Sorgfalt darauf verwandt, dass diese Anga-
ben dem Wissensstand bei Fertigstellung des Wer-
kes entsprechen. Rezepte werden gekocht und aus-
probiert. Übungen und Übungsreihen haben sich in
der Praxis erfolgreich bewährt.

Eine Garantie kann jedoch nicht übernommen werden. Eine Haftung des Autors, des Verlags oder seiner Beauftragten für Personen-, Sach- oder Vermö-
gensschäden ist ausgeschlossen.

Geschützte Warennamen (Warenzeichen®) werden
nicht besonders kenntlich gemacht. Aus dem Feh-
len eines solchen Hinweises kann also nicht ge-
schlossen werden, dass es sich um einen freien Warennamen handelt.

Besuchen Sie uns auf facebook!
**www.facebook.com/
trias.tut.mir.gut**

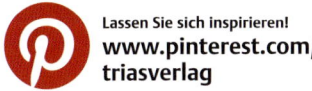

Lassen Sie sich inspirieren!
**www.pinterest.com/
triasverlag**

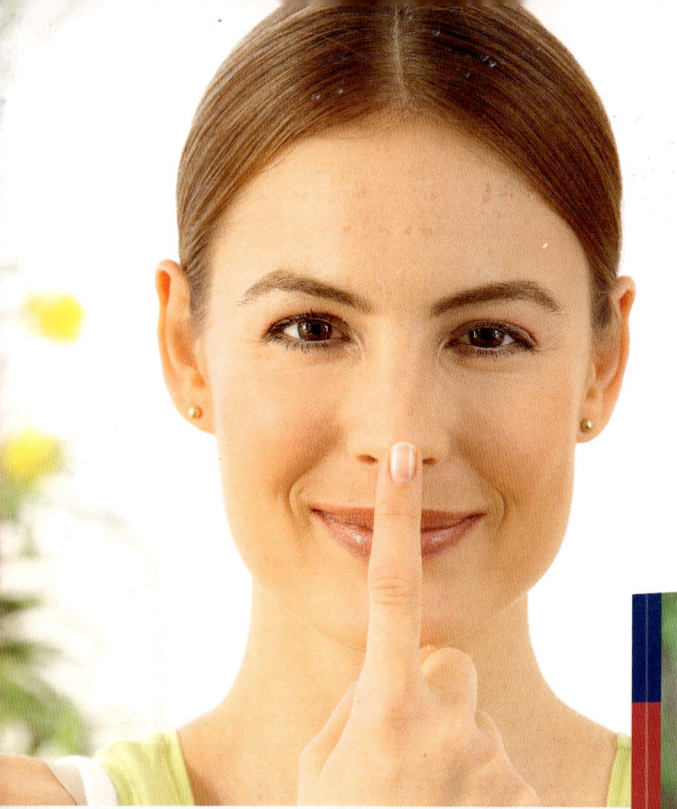
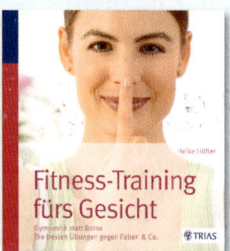
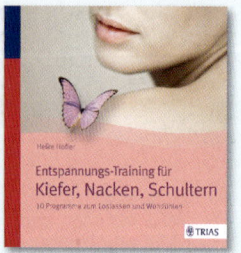
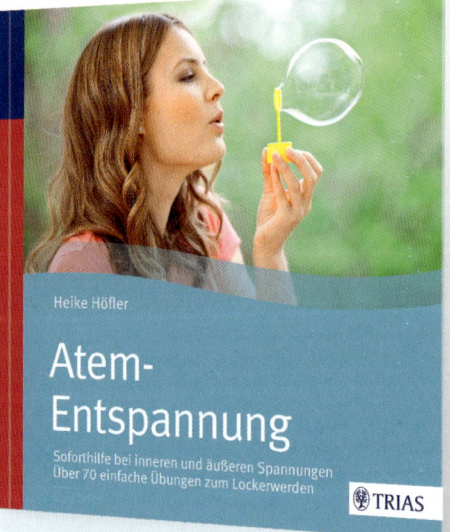
 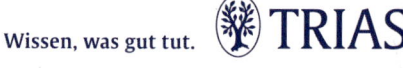